"뱃살은 나오는 것이 아니라 처지는 것이다!
뱃살은 집어넣는 것이 아니라 끌어올리는 것이다!"

나잇살은
빠진다

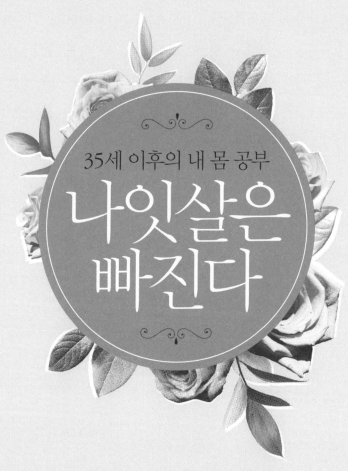

35세 이후의 내 몸 공부

나잇살은 빠진다

아사쿠라 쇼코(에이징 스페셜리스트) 지음 | 이예숙 옮김

솔트앤씨드

마른 것이 진리인가

1967년 10월 18일 오후 5시. 지금부터 47년
전, 하네다 국제공항에 세계적 패션 아이콘, 미니스커트의 여왕, 영
국인이며 영화배우이자 모델인 트위기Twiggy가 몰려드는 보도진 앞
에 모습을 드러냈다.

그때 나는 11살, 막 멋을 부리기 시작한 소녀였는데, 시선을 고정
시킨 채 텔레비전에서 눈을 떼지 못했다. 47년이란 세월이 지난 지금
도 그때의 기억은 생생하다. 신장 165센티미터에 체중 41킬로그램,
타이트한 초미니 스커트의 원피스 밖으로 내놓은 가냘픈 팔다리는
정말 나뭇가지 그 자체였다. 금발의 짧은 머리에 긴 속눈썹, 녹색의

큰 눈도 매력적이었다.

'어쩜 저렇게 귀여울 수가 있지. 그렇구나. 가늘어야 예쁜 거구나!'

어린 마음에 처음으로 깨우친 미美의 법칙이었다.

그리고 나서 3년 후 내가 14살이 되던 해인 1970년, 연예인 다이어트의 원조인 『미코의 칼로리 북BOOK』이 출판되었다.

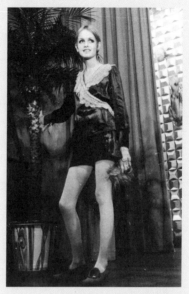

영국의 배우이자 모델인 트위기

저자는 가수인 히로타 미에코 씨. "Vacation 즐겁구나~"로 시작되는 노래로 유명한, 좀 뚱뚱한 편이고 얼굴도 토실토실한 히로타 씨. 그녀가 흥겹게 부르는 신나고 즐거운 미국에서의 여름휴가. 그런 그녀의 밝은 모습에 모두들 흥겨워했다.

그랬던 히로타 씨가 철저히 칼로리를 제한하는 미국의 최첨단 다이어트 방법으로 바비 인형처럼 날씬하고 화사한 미인으로 대변신한 것이다. 그녀는 트위기처럼 타이트한 패션으로 『미코의 칼로리 북』 앞표지를 장식했다.

'이게 정말 히로타 미에코?' 그녀를 아는 사람이라면 자신의 눈을 의심할 정도로 충격적인 모습이었다. 뒷표지에는 환하게 웃으며 샐러드를 맛있게 먹는 사진이 담겨 있었다. '칼로리 제한'이라고 하는 최첨단 방식을 처음으로 일본에 도입한 이 책은 150만 부가 넘는 베스트셀러를 기록했다.

인형처럼 날씬한 트위기를 꿈꾸던 사춘기 소녀였던 내가 미에코 씨의 다이어트 책을 구입한 것은 지극히 당연했다. 그리고 그렇게 빨리 한 권의 책을 독파한 것은 내 인생에서 아마도 처음이었을 것이다. 그리고 책에 쓰여 있는 그대로 실천에 옮겼다. '날씬해지려면 샐러드'라고 세뇌된 것이다.

그런데 얼마 후 고등학교 친구가 거식증에 걸려 거의 죽어가는 모습을 보며 또 한 번 충격을 받았다. 그 사건으로 인해 다이어트의 무서운 이면도 알게 되었다.

18세부터 30세까지 모델과 텔레비전 MC로 일했던 나는 몸매관리는 직업상 필수였기 때문에, 다이어트의 무서움을 알면서도 수많은 다이어트에 계속 도전했다. 그때그때 유행하는 여러 가지 다이어트에 끊임없이 도전하곤 했다.

그런 내가 다이어트에 대한 사고방식을 완전히 바꾸게 된 건 두 가지 계기가 있었기 때문이다.

하나는 36세에 만난 필라테스 때문이었다. 당시 나는 출산한 후였고, 지금까지의 날씬하고 예뻤던 몸매와는 완전히 달라진 상태였다. 나는 하와이에 살고 있었는데, 출산 후 하복부의 뱃살을 빼는 기막힌 운동이 있다며 현지 정보통이었던 친구가 독일계 미국인 선생님이 지도하는 필라테스를 소개했다. 지금으로부터 21년 전, 일본에는 필라테스가 전혀 알려지지 않았던 시기다. 나는 그때의 체험을 계기로 몸을 단련시킴으로써 아름답고 건강한 몸매가 만들어진다는 사실을 깨달았다. 무조건 칼로리가 낮은 식사를 하고 열심히 운동만 하면 살이 빠지는 것이 아니라, 몸의 균형을 잡는 것이야말로 아름답게 살을 빼는 기본이 된다는 사실을 실감했다.

그때 나는 몸을 단련하는 트레이닝(후에 PNF라는 이름으로 바뀌었다)을 꾸준히 한 결과, 체내의 근력이 활성화하고 출산 전에는 엄청난 고민거리였던 변비를 깨끗이 해결했다. 그 후로 21년간 단 한 번도 변비로 고민한 적이 없다. 게다가 출산 전 아랫배만 볼록하게 튀어나왔던 시기보다도 더 탱탱하고 탄력 있는 하복부를 갖게 되었다.

몸의 비밀을 공부한 후에 실천한 다이어트는 결과에서도 큰 차이를 만들었지만, 요요 현상의 악몽 없이 예쁘고 건강한 몸매 유지에도 큰 도움이 되었다.

나의 다이어트에 대한 개념을 뒤바꾼 두 번째 계기는 '에이징학'(나이가 들어감에 따른 육체적 쇠퇴 과정을 연구하는 학문)과의 만남이다. 30대 후반에 미국의 캘리포니아 대학 얼바인 캠퍼스에서 에이징을 학문으로 처음 배우기 시작한 나는 영양학, 심리학, 운동학, 사회학 등의 기초지식을 쌓고 노화 연구의 전문가로서 첫발을 내딛었다. 그리고 노화에 관한 지식을 쌓아가면서 35세 이상의 여성이 다이어트를 할 때 여성의 몸 특성상 얼마나 큰 변화가 일어나는지도 새롭게 인식하게 되었다. 또 직접 폐경을 경험하면서 연구는 더욱 확신이 강해졌다.

중년 여성은 물론이고 35세 이상의 여성이 다이어트를 생각한다면, 자신의 몸속에 존재하는 여성 호르몬을 의식하지 않으면 안 된다. 사실 다이어트에 직접적으로 영향을 주는 기초대사 기능에는 여성 호르몬이 크게 관여하고 있다. 특히 여성에게 필수적 요소인 탄력, 보습, 윤기는 여성 호르몬과 깊은 관계가 있다.

유감스럽지만 모든 여성은 25세 전에 여성 호르몬의 양이 최대치가 되고, 35세를 지나면서 눈에 띄게 떨어지기 시작한다. 그리고 50세를 넘어가면 급격히 감소하면서 폐경을 맞는 것이다.

나이가 들어감에 따라 여성 호르몬에 양적 변화가 오면서 여성은 윤기를 잃어가고, 살을 빼기가 어려워지고, 몸매도 느슨해지면서 탄력을 잃어간다. 이러한 호르몬 결핍은 폐경 1, 2년 후에는 더욱 현저해진다.

열심히 운동해서 몸매를 유지해 온 사람, 야채 중심의 식생활로 날씬함을 유지해 온 사람이 나이 들면서 신체적 변화 앞에서 크게 당황하는 모습을 나는 수차례 봐 왔다. 지금까지 해왔던 운동과 먹는 양을 줄이는 다이어트 방식이 더 이상 효과를 잃어 고민하는 모습을 수없이 목격해 왔다.

성 호르몬을 만들어내는 것은 콜레스테롤, 즉 지방이다. 폐경까지는 아직 시간이 있다고 해서, 무리한 다이어트를 하거나 갑자기 심한 운동으로 체지방을 급격하게 빼다 보면 여성 호르몬 분비에 문제가 생기고 만다.

그렇지 않아도 나이와 함께 여성 호르몬이 감소해 가는데 여기에 문제가 생긴다면 어떻게 될까? 살이 빠진다고 해도 몸은 윤기와 탄력을 잃고 여성으로서의 매력은 사라진 채 그저 시들어갈 뿐이다. 결국 노화를 촉진시키는 결과를 가져오는 것이다.

내가 이 책을 쓰게 된 것은, 여성이 나이가 들어도 탄력을 유지한 채 아름다움을 지속할 수 있는 건강 다이어트를 소개하기 위해서다. 35세를 넘긴 여성이라면, 다이어트를 할 때 무조건 살만 빼면 된다는 식으로 생각하는 건 위험하다. 다음 두 가지 지식이 있는 것과 없는 것은 다이어트의 질에 엄청난 차이를 만든다.

❶ 나이와 함께 찾아오는 신체적 변화에 대한 지식

❷ 식사와 운동에 대한 알맞은 지식

그렇다면 35세를 넘긴 여성들은 어떤 다이어트를 하면 좋을까?

이 질문에 대답하기 위해 이제부터 여성 특유의 신체적 변화와 건강한 몸에 대해 이야기하겠다. 그리고 나서 지금까지 유행했던 대표적인 다이어트법이 실제로 35세 이후의 여성들에게 적합한지 아닌지 검증해 가고자 한다.

여성이 지녀야 할 촉촉한 수분과 탄력, 유연함을 유지하면서 날씬한 몸매를 만들고, 다시 체중이 늘지 않도록 몸매를 유지하기 위해 필요한 것은 무엇인가? '평생 시들지 않는 여자'를 목표로 하려면 어떤 다이어트법을 실천해야 하는가? 이것이 앞으로 이 책에서 이야기할 주제가 될 것이다.

평생 아름다움을 유지하고 싶은 게 여자의 마음이다. 충격적인 트위기 사건 이후 46년간의 내 경험이 조금이라도 여러분에게 도움이 될 수 있다면 같은 여자로서 이보다 기쁜 일은 없을 것이다.

아사쿠라 쇼코

목
차

머리말 _ 마른 것이 진리인가 • 4

🌿 **서장** 다이어트 붐은 그렇게 시작되었다

기성복을 입으려면 살을 빼야 해! • 17
1960년대, 날씬한 모델이 미의 기준이 되다 • 18
1970년대, 지나친 다이어트의 위험성을 고발하다 • 20
1980년대, 운동하는 다이어트의 시작 • 24
1990년대, 가벼운 다이어트와 안티에이징의 시작 • 27
2000년대, 영양학적 · 의학적 근거를 원하는 시대 • 30
개인 체질에 따른 맞춤형 다이어트의 시작 • 31

🌿 **1장** 반짝반짝 빛나는 여성 호르몬 기초 상식

여성이 빛나는 것은 호르몬 덕택이다 • 37
나이에 따라 달라지는 여성 호르몬의 극적 변화 • 43
시들지 않는 비결은 수분 • 47
체지방이 너무 적으면 여성 호르몬 분비가 안 된다 • 50

2장 붐이 된 다이어트의 진실과 거짓

칼로리만 제한하는 다이어트, 나이 들수록 위험 • 59

지방은 적이 아니다! 좋은 지방과 나쁜 지방 • 64

당질을 현명하게 이용하라 • 72

칼럼 _ 미국인들이 비만이 될 수밖에 없는 이유 • 82

원 푸드 다이어트, 살 빠지기 전에 알레르기가 된다 • 84

칼럼 _ 악마가 천사로? 카페인의 숨겨진 효과 • 94

단식 후의 흡수력, 가벼이 여길 일이 아니다 • 96

몸이 스스로 디톡스하면 약은 필요없다 • 102

칼럼 _ 인공은 위험하고 천연은 좋다? • 108

수분 배출이 반드시 정답일 수 없다 • 110

땀의 디톡스 기능은 3% • 114

격한 운동은 건강을 해친다 • 119

체중 감소보다 보디 라인 • 124

골반 교정을 하면 다이어트가 될까 • 133

🌿 3장 나이대별로 달라지는 건강 다이어트

다이어트 성공을 방해하는 2가지 · I4I

여성의 신체 변화에 맞는 다이어트의 선택 · I47

30대가 꼭 알아야 할 다이어트 상식 · I52

칼럼 _ 콩 식품이 여성 호르몬 효과를 준다? · I56

40대가 꼭 알아야 할 다이어트 상식 · I58

50대가 꼭 알아야 할 다이어트 상식 · I62

60대가 꼭 알아야 할 다이어트 상식 · I64

식습관을 고치는 것이 첫걸음 · I66

영양에 관한 감각을 키워라 · I69

미녀 대회 우승자를 만들어낸 추천 메뉴 2가지 · I75

아사쿠라 식 안티에이징 다이어트 · I83

맺음말 _ 항상 여자이고 싶다 · I88

옮긴이의 글 _ 40대 후반에 복근이 생기다! · I96

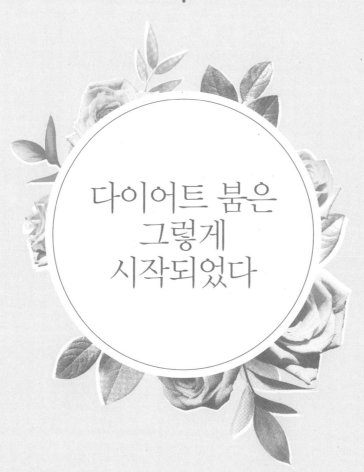

다이어트 붐은
그렇게
시작되었다

기성복을 입으려면 살을 빼야 해!

도대체 '다이어트diet'라는 개념은 언제부터 시작된 걸까? 원래 다이어트란 '건강한 체형을 만들기 위한 식사'라는 의미였다. 비만 방지뿐만 아니라 과도하게 살이 빠지는 것을 막기 위한 식사 요법이 다이어트였다.

운노 히로시의 『다이어트의 역사』에 의하면, 19세기 말 미국 사회에서 '뚱뚱하다'는 것이 풍요로움의 상징이 아니라 '태만의 결과'라고 인식되기 시작했다. 서민들이 배고픔에서 해방되고 중산층은 생활이 풍요로워지면서, 과식하는 사람들이 많아져 생겨난 결과였다.

한편 옷의 규격화가 보편화되고 기성복이 발달하면서, 사람들은 자신이 기준 체형의 어디에 속하는지 인식하기 시작한다. 기준치를 벗어난 체형일 경우에는 기성복을 구매하지 못하고 주문해서 옷을 맞춰야 하니까, 비용이 비싸게 먹히는 비효율적인 신체라고 인식하게 된 것이다.

더군다나 땅이 넓은 미국에서는 옷의 통신판매(당시엔 우편 주문)가 성행했다. 당시 주문서를 보면 사이즈를 표기하기 위해 어디를 어떻게 재야 하는지 자세하게 적혀 있었다고 하니, 사람들은 자연스럽게 자신의 신체 사이즈에 관심을 갖게 됐을 것이다. 옷에 자신의 몸을 맞추기 위한 노력이 시작된 이때부터 다이어트는 체중을 줄이기 위한 것이 되었다.

이후 다이어트는 식사 요법에 그치지 않고, 운동도 함께 권장되면서 현재의 다이어트가 되었다.

1960년대,
날씬한 모델이 미의 기준이 되다

우리들에게 있어 다이어트의 기준은 누구인가?

패션잡지 속 모델들의 사진을 보면 '역시 날씬해야 어떤 옷을 입어도 어울린다'라고 누구나 생각할 것이다. 그렇다. 현재 우리들이 목표로 하고 있는 대상은 패션모델의 체형이다.

1960년대, 앞서도 언급했던 트위기의 등장과 함께 현대의 다이어트는 열풍의 순간을 맞이하기에 이른다. 마릴린 먼로처럼 성숙해 보이는 여성보다는, 여자로서는 미숙해 보이지만 마르고 귀여운 소녀가 기준이 된 것이다. 문화사적으로는 여성을 고정적 역할에서 해방시키는 '탈섹스', '마릴린 먼로에서 트위기'라고 하는 페미니즘적 사상이 시작된 것이다.

배경이야 어떻든지 간에 모델이라고 하는 직업이 가수나 여배우 이상의 아이콘이 될 수 있었던 시초는 트위기였다. 이때 자칫 빈약하다고도 할 수 있는 마른 체형이 '패셔너블fashionable'과 같은 의미로 깊이 인식되었고, 그 강렬한 인식은 50년이 지난 지금도 계속되고 있다.

열풍을 일으켰던 트위기. 그녀는 선천적으로 마른 체질로 아무리 먹어도 찌지 않는 체질이었다고 하니 마냥 부러울 따름이다. 모델, 가수, 그리고 배우까지 착실히 커리어를 바꿔가며 일했고, 현재는 60세를 넘긴 나이다. 지금까지 살쪘다는 이야기를 들어본 적은 없지만 다음과 같은 에피소드가 있었다고 한다.

트위기가 2007년 58세 때, 미국 화장품 회사 피앤지P&G 올레이의 안티에이징 아이크림 광고를 찍게 되었다. 이때 광고 사진이 큰 문제를 일으켰는데, 트위기가 60을 바라보는 나이인데도 불구하고 사용된 광고 사진은 20대 후반으로 보일 정도로 주름 하나 없었던 것이 문제였다.

영국 광고기준협의회ASA는 지나친 포토샵 보정으로 소비자가 오해할 소지가 있다는 지적을 하기에 이른다. 진실을 폭로라도 하듯, 인터넷 뉴스 사이트에는 58세의 리얼한 트위기 사진으로 도배가 되다시피 했다.

그녀처럼 선천적으로 마른 체질의 사람이 40세 전후의 나이가 되면 어떻게 변해가는지, 2장에서 자세히 살펴볼 수 있다.

1970년대,
지나친 다이어트의 위험성을 고발하다

1970년대에 들어서면서는 페미니즘 활동이 더욱 활발해졌다. 아름다움 또한 자연스러움을 표방하는 내추럴을 지향하게 된다. 1960년대만큼은 아니었지만, 역시나 미美의 필수조건은 슬림하고 젊어 보이는 것이었다.

일본에서도 『미코의 칼로리 북』 같은, 오로지 야채만 먹는 다이어트가 유행했다. 또 건강기구들이 등장했고, 대히트했던 모 상품은 TV 통신판매에서 폭발적인 매출을 올리며 하루 20만 대가 팔려

나가기도 했다.

이 시대의 다이어트는 무엇보다도 티내지 않는 자연스러움을 중요시했기 때문에 다들 표면적으로는 아무런 노력도 하지 않는 것처럼 행동했지만, 보이지 않는 곳에서는 날씬한 몸매를 만들기 위해 엄청난 노력을 했다.

하지만 역시 무리가 따랐다. 지나친 칼로리 제한이 가져다준 결과들이 수면 위로 떠오르면서, 그 즈음 거식증이 사회문제가 되었다. 그중 충격적이었던 사건이 바로 카렌 카펜터의 사망이었다. 그녀는 미국, 영국, 일본에서 폭발적 인기를 얻었던 미국의 인기 가수였는데, 사인은 거식증으로 인한 것이었다.

1983년 2월 4일, 천사의 목소리를 지닌 카렌의 너무나도 갑작스러운 죽음은 전세계인을 충격에 빠뜨렸다. 말랐는데도 다이어트를 계속하던, 세계적으로 유명한 빅스타의 죽음. 더군다나 카렌은 특별히 패션에 관심이 있는 타입도 아니었고, 보수적인 우등생 타입이었다. 그런 이미지의 카렌이 살을 빼다가 죽다니, 거식증의 무서움을 알려준 충격적 사건이었다.

나 또한 고등학교 시절, 절친한 친구가 거식증으로 죽음의 문턱까지 가는 모습을 가까이서 목격한 경험이 있다. 그 친구는 결코 뚱뚱하지도 않았다. 아마도 그냥 별 생각 없이 다이어트를 시도해 본 게 아

닐까 생각된다. 아무렇지 않게 시작했던 다이어트로 죽음의 문턱까지
이를 수 있는 거식증의 무서움을 결코 우습게 볼 일이 아니다(거식증의
계기는 여러 가지가 있다. 이 문제도 2장에서 자세히 다루고 있다).

1970년대는 다이어트가 빠르게 기업화된 시기다. 이때 미국에서
는 건강식품이 아주 일반화되어 있었다. 슈퍼마켓에는 지방과 설탕
은 줄이고 비타민과 미네랄을 첨가한 상품이 가득 채워져 있었고, 그
것은 2000년대까지 이어졌다.

내가 미국에 살던 당시, 슈퍼마켓에서 저지방 우유가 아닌 보통 우
유나 버터는 거의 찾아볼 수가 없었다. 그 시절, 버터는 몸에 안 좋
다고 단정하는 인식이 널리 퍼져 마가린이 큰 인기를 끌고 있었다.

하지만 2000년대에 들어, 마가린에 들어 있는 '트랜스 지방'이
문제가 되자 건강식품에 대한 경향도 180도 바뀌었다. 미국에서는
2013년 말 시점에 트랜스 지방의 단계적 사용 금지가 결정되었지
만, 일본에서는 표시 의무도 규제도 없었다. 이런 점에서 국가 또는
시대에 따라 식품에 대한 생각도 기준도 다르다는 것을 알 수 있다.

또 건강식품과 동시에 '살 빼는 약'이 보편화된 것도 이 시기다.

살 빼는 약의 역사는 1933년 미국에서 각성제의 일종인 '암페타
민'을 합성함으로써 시작된다. 1939년에 시작된 제2차 세계대전에
서 거의 먹지 않고 거의 잠을 안 자고도 싸울 수 있는 '슈퍼 군대'를

만들기 위해 이 약이 사용되었다.

그랬던 암페타민은 1950년대에 이르러 일반인들 사이에서 다시 등장한다. 다이어트를 위한 변비약 복용이 유행하자 식욕 억제를 위한 처방약으로 판매된 것이다. 각성제 암페타민은 일본에서는 '히로뽕'으로 불린다. 그 식욕 억제 효과는 굉장하지만, 대신 정서불안이나 환각, 경련 등의 부작용도 엄청나다.

하지만 전후 혼란기에는 각성제에 대한 판매 규제도 없었고, 강한 중독성을 비롯한 부작용의 존재도 인식되지 않아 사회적으로 큰 문제가 되고 말았다.

이 암페타민이 사회적 문제를 일으키자, 1960년대에는 각 제약회사도 부작용은 적고 식욕 억제 효과는 뛰어난 약을 개발하기 시작했다. 그 결과 1970년대에는 수많은 종류의 살 빼는 약이 시장에서 유통되었다. 하지만 어떤 제품은 무섭게도 '원발폐고혈압증'(뚜렷한 원인이 없이 혈관이 막혀 점차 폐동맥의 혈압이 높아지는 병. 호흡 곤란, 흉부 통증, 각혈 따위가 일어나며 심하면 폐동맥 파열로 죽기도 한다)이라고 하는 질병을 일으킨다는 사실이 나중에 밝혀졌다.

정체를 알 수 없는 약을 복용하고 죽음에 이르는 케이스는 지금도 존재한다. 약을 복용하기 전에 성분을 꼼꼼히 체크하기 바란다. 인터넷에서 검색하면 약 성분에 대한 많은 정보를 얻을 수 있다. 또 제조

회사와 판매회사도 반드시 확인하는 것이 좋은데, 성분 표시를 위조하는 경우도 있기 때문이다. 어찌 됐든 일반인이 판단하기에는 매우 위험한 부분이다. 살 빼는 약이 전부 나쁘다고 단언할 수는 없겠지만, 건강을 크게 해칠 위험성이 숨겨져 있음을 결코 무시할 수 없다. 노력 없이 약으로 살을 빼겠다는 생각이 상당히 무리가 따르는 것임을 알 수 있는 대목이다(약과 설사, 이뇨제를 사용한 다이어트의 위험성에 관해 2장에서 자세히 다루고 있다).

1980년대, 운동하는 다이어트의 시작

1980년대의 다이어트는 한 마디로 트레이닝으로 단련해서 몸을 만들었던 시대라고 해도 과언이 아니다. 에어로빅, 골반체조, 재즈댄스 등의 유행은 일본에서도 오래 전 이야기가 아니다.

그중에서도 운동으로 인한 '자기 해방'을 슬로건으로 한 할리우드 여배우 제인 폰다의 '워크아웃' 활동은 전 세계인의 마음을 사로잡았다.

그녀는 스타일 유지를 위해 클래식 발레를 배워왔지만, '차이나 신드롬'(1979년 미국)이라는 영화 촬영 당시 발에 부상을 입어 발레를 계속할 수 없게 된다. 그 일을 계기로 에어로빅과 스트레칭을 시작한 그녀가 1982년에 출간한 책이 『제인 폰다의 워크아웃』이다.

'워크아웃'이란 용어는 원래 제인 폰다를 비롯한 미국의 유명 연예인들이 다이어트 프로그램을 제작하면서 만든 신조어였는데, 체중을 줄이기 위해 프로그램을 짜고, 그 프로그램에 따라 단계적으로 실천에 옮기는 계획된 훈련을 의미했다. 1980년대 말 미국 GE의 잭웰치 회장이 기업의 구조조정 과정에서 이 용어를 도입함으로써 경제 용어로 사용되기 시작했다.

『제인 폰다의 워크아웃』과 비디오는 '400만'이라고 하는 초베스트셀러 기록을 세웠고, 당시 미국의 VTR 보급률을 단숨에 끌어올렸을 정도로 파급이 컸다고 한다.

"체중의 문제가 아니다. 탄탄한 근육을 만들기 위해서 단련한 몸매의 아름다움이야말로 여성들이 지향해야 할

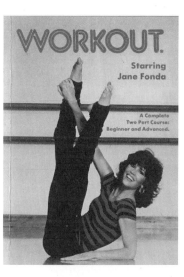

『제인 폰다의 워크아웃』, 1982년

바다.”라며 에어로빅과 스트레칭 체조를 도입해 일상의 노력이 중요함을 대대적으로 알렸다. 지금까지의 여성미에 ‘피트fit’라는 개념을 도입해, ‘건강미야말로 가장 섹시하다’는 새로운 가치관을 탄생시킨 것이다.

미국 전역에 수많은 피트니스 클럽이 생긴 것도 제인 폰다의 활동이 크게 영향을 미쳤다. 그녀 또한 책과 비디오 판매와는 별도로 미국 전역에 워크아웃 스튜디오를 만들어 대대적인 비즈니스를 시작했다. 나 또한 발매와 동시에 책을 구입했던 한 사람이다.

그런데 젊은 시절부터 극단적이었던 그녀의 성격은 책에도 그대로 반영되어 있다. 내용을 보면 “땀범벅이 될 때까지 무조건 열심히 몰입한다”, “이젠 무리야, 한계야, 라는 생각이 들면 2번만 더 하자”, “먹는 것은 다 몸의 연료다” 등 엄격하게 말한다. 아이에게도 설탕이 들어 있는 과자는 절대로 먹이지 않고, 생일날에도 야채의 단맛으로만 맛을 낸 당근 케이크를 먹일 만큼 아주 철저했다. 나중에 그녀는 “당시에는 스타일에 너무 신경을 쓴 나머지 거식증에 시달렸다.”고 고백하기도 했다.

그러나 이후에 등장하는 마돈나와 같은 카리스마 넘치는 여성들에게 ‘근육이야말로 건강한 여성미’라는 방향성을 제시했다는 점에서 그 영향력은 실로 대단했다.

한편으로 강도 높은 운동의 유행과 함께, 사과 다이어트나 곤약 다이어트 등 단일식품만 섭취하는 다이어트도 유행한다.

1980년대 다이어트의 특징을 한 마디로 말하면 강도 높은 운동이라고 할 수 있는데, 그 효과와 리스크에 대해서는 2장에서 이야기하겠다.

1990년대,
가벼운 다이어트와 안티에이징의 시작

1990년대로 들어서면서 이전의 강도 높은 다이어트에 지친 사람들이 향한 곳은 도구를 사용해 가볍게 할 수 있는 다이어트였다. 예를 들면 다음 4가지가 있다.

❶ 다이어트 슬리퍼
"의지가 약한 당신도 살을 뺄 수 있다"라는 카피로 유명해진 다이어트법이다. 뒤축이 없는 슬리퍼를 신으면 까치발 상태가 되어 그냥 일상생활을 하는 것만으로도 체형관리가 된다는 원리다.

❷ 살이 빠지는 비누

중국에서 '살이 빠지는 비누'로 알려져 있는 해초비누를 여대생 8명에게 3개월간 사용하도록 실험을 했다. 그 결과 그녀들의 허리 사이즈와 체지방에 변화가 있었다고 해서, 어느 대학 교수가 고안한 방법이다. "해초비누에는 살이 빠지는 효과가 있다", "실험에서 여대생들은 무의식중에 식사를 콘트롤했다", "비누를 사용하면 마사지 효과가 있어 신진대사가 좋아졌다"는 실험 결과가 나왔다고 한다.

❸ 테이핑 다이어트

테이프로 압력을 가해 지압점을 자극하면 다이어트 효과를 얻을 수 있다는 것이다.

❹ 랩 다이어트

몸을 랩으로 감아 사우나 상태로 만들어 땀을 내는 것이다.

지금 읽으면 웃음이 나올 정도로 확실한 체중 변화는 기대하기 어려운 것들뿐이지만, 그만큼 1980년대의 다이어트가 너무도 고된 프로그램이었는지도 모르겠다.

또 이때부터 건강보조식품을 홈쇼핑, 약국, 편의점에서도 쉽게 구할 수 있게 되었다. 건강관리를 위해 별도로 영양소를 섭취하게 된 것도 다이어트 업계로서는 큰 전환점이 된 것 같다.

한편으로 다이어트 업계에는 또 다른 전환기가 찾아온다. 1991년 다니엘 로드만Daniel Rudman 교수의 성장 호르몬 논문에서 '안티에 이징'이라는 개념이 세상에 나온 것이다. 이 개념의 등장으로 '병을 낫게 할 수 있다'는 생각이 주된 기류였던 의학계에서도 '병에 안 걸리게 한다'는 예방의학 분야가 주목받기 시작했다. 게다가 안티에이징의 미션이기도 한 '건강하고 젊게 오래 산다'를 실현하기 위해서는 체중관리가 필수라는 것도 밝혀진다.

위스콘신 대학의 빨간털 원숭이 연구에서 먹이의 양을 보통으로 한 그룹과 30퍼센트 양을 줄인 그룹을 22년간 비교한 결과, 30퍼센트 양이 적었던 그룹이 늘 건강하고 털의 결도 고왔고 죽는 개체수도 적었다는 것이 알려졌다.

또 1999년 메사추세츠 공과대학의 레오날드 갸란테 교수 그룹이 발견한 장수 유전자 '서투인sirtuin'처럼, 칼로리 제한에 의해 활성화되는 유전자의 존재도 확실해졌다(서투인은 공복 상태에서 손상되었거나 병든 세포들을 회복시켜 준다고 알려져 있다. 영양 균형을 유지하면서 소식小食을 하면 서투인 활동이 활발해진다고 한다).

바야흐로 다이어트가 과학적인 연구로 검증되는 시대로 접어든 것이다.

2000년대,
영양학적·의학적 근거를 원하는 시대

1991년 버블경제가 붕괴되고 긴 불황이 이어졌음에도 불구하고 다이어트 업계는 점점 활기를 띠어갔다. 예능이나 토크쇼 등의 TV 프로그램에서는 다이어트 특집을 하기도 했고, TV홈쇼핑, 인터넷 숍에서 다이어트 관련 제품을 판매하기 시작했다. 이른바 '마케팅 전략의 승리'라고 부를 만한 다이어트 제품이 연이어 등장했다.

'빌리의 부트 캠프', 트레이너 트레이시가 개발한 '트레이시 매서드The Tracy Method', '코어 리듬core rhythm', '훌라댄스', '밸리댄스', '훌라후프', '카뷔댄스' 등 운동과 댄스로 살을 빼는 수많은 다이어트법이 유행했다.

한편 과학적, 의학적 해석과 영양학을 중시해 식사 내용을 콘트롤하는 다이어트도 유행했다. 그중에서도 당질(탄수화물) 제한 다이어트의 제창자인 로버트 앳킨스의 '앳킨스 다이어트'는 미국에서 대대적인 붐이 일었다.

앳킨스 다이어트의 위력은 무서울 정도였는데, 한때 전 미국에서 11명 중 한 명은 이 다이어트를 하고 있다고 할 정도였다. 그러나 2003년 앳킨스 씨가 조깅 도중 돌연사를 하는 바람에 전 미국을 휩쓸던 붐은 갑자기 막을 내려버렸다.

이후에도 탄수화물 제한 다이어트는 유명 피트니스 클럽 '토탈 워크아웃'에서 도입하는 등 다이어트의 정석이 되었다. 자잘한 부분에서 차이는 있지만, 효과나 부작용에 대해서는 지금도 말들이 많다(이에 관한 자세한 이야기는 2장 참조).

또 2000년대 후반에는 식습관에 초점을 맞춘 『세계 최고의 미녀가 되는 다이어트』(에리카 앙겔), 『타니타의 직원 식당』 등에서 시작된 다이어트 붐이 있었다.

개인 체질에 따른 맞춤형 다이어트의 시작

지금까지 1960년대 이후 현재에 이르기까지 유행했던 다이어트의 역사를 훑어보았다. 이와 같은 흐름 속에서, 또 인생의 이벤트나 시기에 맞춰 이런저런 다이어트를 직접 경험하며 단기적으로는 성공한 사람도 있을 것이고, 요요 현상으로 좌절을 반복해 온 사람도 있을 것이다. 하지만 지금부터의 다이어트는 한 사람 한 사람의 개인 체질에 맞춘 다이어트법이 관심을 끄는 시대가 될 것이다.

2003년에는 '인간 게놈'(인간의 모든 유전 정보. 미국을 중심으로 한 선진국에서는 유전자 치료를 비롯한 의학 분야에서 도움이 되고 있다)의 해독에 성공했고, 이후에 간단한 유전자 해석으로 자신에게 최적화된 다이어트 방법을 알 수 있다고 광고하는 상품이나 서비스도 많이 생겨났다.

예를 들면 구글도 투자했던 '23앤미'(23 and Me)라는 유전자 검사 전문업체가 있다. 구글의 공동 창업자 세르게이 브린의 아내가 2006년에 만든 이 회사는 99달러라는 싼 가격으로 타액에서 수백 종류의 유전자 정보를 해석하는 획기적 도구를 판매해 주목을 끌었다. 하지만 현실은 녹록지 않았다. 신체 정보와 질병이 실제로 일어날 확률이 얼마나 관계성이 있고, 어디까지 믿을 수 있는지 불분명해 사실과는 다른 방향으로 이끌 가능성도 높다는 문제가 제기됨에 따라 2013년 말 미국의 FDA가 판매를 정지시킨 것이다.

일본에서도 유전자 해석에 의한 다이어트법이 실용화되기도 전에 붐이 먼저 일어나는 현상을 보이고 있다. 그러나 아직 해석의 정확도나 질이 어느 정도인지 기준이 없어 소비자센터로 클레임이 폭주하는 바람에 문제시되고 있다(조만간 기준이 설정될 것이라는 뉴스가 있긴 했다).

이러한 유전자 해석에 의한 다이어트는 아직 실용화되지 않았다고는 하나, 멀지 않은 미래에 개인 정보에 근거한 다이어트 방법을 찾는 시대는 반드시 올 것이다.

끊임없이 변화하는 다이어트의 흐름을 이해했다면 이제 우리는 나이가 들면서 일어나는 신체적 변화를 이해해야 한다.

모든 여성은 37~38세 무렵부터 여성 호르몬 감소와 함께 확연히 생기를 잃어가고, 51세 전후로 폐경이 찾아온다. 여기서 나이가 더 들면 골다공증과 치매 등의 문제도 기다리고 있다. 이런 사실을 이해하고 제대로 받아들이지 않으면, 아무리 몸에 좋다는 최신 다이어트를 실천한다 해도 실패하거나 더 안 좋아질 가능성 또한 충분히 있다.

앞으로 펼쳐질 남은 인생을 생각하며 여성의 신체적 변화를 제대로 이해한 후에 다이어트를 시작해야 한다는 점은 너무도 중요하다.

1장에서는 여성의 몸에 관한 기본 지식과 다이어트의 관련성에 대해, 그리고 2장에서는 지금까지 많은 사람들이 실천했던 다이어트 방법이 성인 여성에게 맞는 방법인지 어떤지 검증해 갈 것이다. 3장에서는 여성들이 나이가 들어도 인생을 즐기고 여자로서 아름답게 빛나기 위해 알아둬야 할 건강 다이어트 지식을 소개하려 한다.

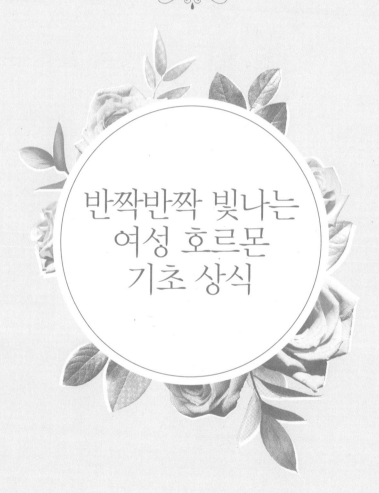

I
장

반짝반짝 빛나는
여성 호르몬
기초 상식

여성이 빛나는 것은
호르몬 덕택이다

와콜Wacoal 인간과학 연구소는 1964년 발족한 이래 4만 명 이상 되는 일본 여성의 신체 변화를 계측해, 나이가 들면서 변화하는 체형 변화의 데이터를 가장 많이 보유하고 있다.

20대 후반부터 50대 전반까지 약 25년간 여성의 평균 체중 변화는 놀랍게도 5킬로그램밖에 안 된다는 데이터가 나와 있다고 한다. 25년 동안 5킬로그램 증가에 그쳤다면, 선진국 중에서도 일본 여성의 아름다움을 유지하는 힘은 놀랄 만한 것이다.

하지만 유감스럽게도 여기에는 불편한 진실이 있다. 그 5킬로그램의 살이 온몸에 골고루 균형 있게 붙어 있는 것이 아니라는 것. 이 5

킬로그램의 살은 대부분 허리 주변에 붙어 있다. 그 결과 웨스트, 바스트, 힙이 같은 사이즈라는 슬픈 현실에 직면하게 된다. 여성다움의 상징인 쏙 들어간 허리가 행방불명된 것이다.

사실 이 잘록한 허리를 만들어주는 것은 다름 아닌 여성 호르몬이다. 여러분들은 '여성 호르몬'에 대해 얼마나 알고 있을까? 내가 여성 호르몬에 대해 관심을 갖기 시작한 것은 앞에서도 살짝 언급했던 '안티에이징'의 개념이 시작된 이후였다.

세계적인 안티에이징의 붐은 1991년에 발표된 의학 논문이 그 시작이었다. 미국의 다니엘 루드만 박사가 《뉴잉글랜드 저널 오브 메디슨New England Journal of Medicine》이라는 세계적으로도 권위 있는 의료과학 잡지에 성장 호르몬 주사를 월 1회, 6개월간 피실험자에게 주사했더니 근육량, 지방량의 비율이 평균 20세 정도로 되돌아갔다는 논문을 발표했다.

지금까지 우리는 과학의 힘으로 '노화'라는 시계바늘을 어쩌면 조금은 늦출 수도 있을지 모른다고 생각해 왔다. 그런데 이 논문으로 인해 호르몬 주사를 맞기만 하면 시계바늘을 거꾸로 돌릴 수 있다는 가능성이 확실해졌다. 즉, 젊음을 되돌릴 수 있다는 메시지를 전세계에 전달한 것이다. 이 논문은 세계적으로 크나큰 센세이션을 불러일으켰고, '안티에이징'(불로不老의 의학)이라는 개념이 시작된 것이다.

당시 에이징학(Aging學, 노화를 연구하는 학문)을 공부하고 있었던 나는 1994년에 출판된 크리스티안 노스럽의 초베스트셀러『여성의 몸, 여성의 지혜Women's Bodies, Women's Wisdom』,『폐경기 여성의 몸 여성의 지혜The Wisdom of Menopause』라는 두 권의 책에 충격을 받고, 이 책을 통해 여성 호르몬이 여성미와 건강에 얼마나 깊은 영향을 주는지, 또 여성 호르몬 지식 없이는 아무것도 논할 수 없다는 점을 깊이 깨달았다.

여성 호르몬을 모르면 다이어트 성공도 없다

여성 호르몬의 최고 역할은 수정이 잘 되도록 정자의 꼬리 운동을 도와 임신이 되도록 가이드 역할을 하는 것이다. 하지만 이 외에도 다음과 같은 아주 중요한 일을 맡고 있다.

❶ 콜라겐 생성을 돕는 작용 : 피부, 두피, 머리카락, 손톱, 발톱, 질의 탄력과 윤기를 유지해 준다.
❷ 골밀도 유지 : 여성은 폐경 후 골다공증에 걸리기 쉽다. 남성의 약 3배에 달하는데, 여성 호르몬은 칼슘이 뼈에서 녹아 나가는

것을 막아주는 작용을 한다.

❸ 콜레스테롤 조정 : 폐경 후 동맥경화가 빠른 속도로 진행되는데, 이 동맥경화증을 막아주는 역할을 한다.

❹ 체형 유지 : 내장에 지방이 붙지 않도록 도와서 여성다운 체형을 유지해 준다.

❺ 기억력과 정신을 안정시켜 준다.

나이가 들면서 젊었을 때와 달리 눈에 띄게 변화가 일어나는 것은 모두 여성 호르몬의 작용과 관계가 있다. 여성의 몸 전반에 영향을 미치고 있는 것이다.

'잘록한 허리'는 ④의 작용과 관계가 있다. 여성 호르몬은 미국에서는 '쉐이프 호르몬shape hormon'이라 부르며, 탄력 있는 몸을 만드는 근원이라고 생각한다. 여성 호르몬이 없어지는 폐경 후 80퍼센트의 여성이 살이 찌고 탄력을 잃은 몸매가 된다.

특히 일본 여성의 경우 체중 변화가 크지는 않지만, 5킬로그램의 살 덩어리가 순식간에 허리 주위로 가기 때문에 체형도 급변하는 사태가 벌어진다.

이 여성 호르몬은 크게 '에스트로겐'과 '프로게스테론'이라는 두 개의 호르몬으로 나누어 얘기할 수 있다. 그리고 이 두 개의 여성 호르몬이 몸에 미치는 영향은 전혀 다르다.

피부나 머리카락에 윤기를 주거나 병을 예방하고 뇌 기능과 관계가 있는 것은 주로 에스트로겐의 역할이다. 몸이 수분을 흡수하게 하고, 식욕을 증진시키고, 기초체온을 올려주는 것은 프로게스테론이다. 이렇게 성격이 다른 두 개의 여성 호르몬이 협력해 임신, 출산이라는 큰일을 한다.

그런데 일생 동안 분비되는 여성 호르몬의 양은 겨우 티스푼으로 하나 정도라고 한다. 이렇게 적은 양으로도 우리 몸에 미치는 영향은 참으로 대단하다.

여성의 경우 일생 동안 여성 호르몬이 분비되는 양은 개인 차가 그다지 크지 않다고 하는데, 이 점이 바로 남성과는 크게 다른 점이다. 남성 호르몬의 분비량은 개인에 따라 차이가 크다. 남자들이 성적인 면에서 '강하다, 약하다'를 크게 신경 쓰는 이유가 바로 여기에 있기도 하다.

여성 호르몬 분비량의 변화에 따라 여성은 월경기, 난포기, 배란기, 황체기의 4단계가 반복된다.

에스트로겐은 배란기 직전에 피크를 맞이하고, 한번 양이 줄었다가 황체기에 다시 한 번 분비량이 증가한다. 이에 반해 프로게스테론은 배란 후에 분비량이 피크를 이루고, 생리가 시작됨과 동시에 줄어간다.

황체기에는 몸이 붓기 쉽기 때문에 운동이나 다이어트를 해도 효과가 잘 나타나지 않지만, 난포기에는 다이어트 효과를 느낄 수 있다. 즉, 여성은 무엇을 하든 1개월 동안의 여성 호르몬 변화 주기를 이해하고 거기에 맞춰 생활하면 효율적인 건강관리를 할 수 있다.

여성 호르몬의 존재를 무시한 다이어트는 인생을 망가뜨릴 수 있을 정도로 위험하다. 생리에 변조를 일으키는 다이어트를 하다가는 이후에 호되게 값을 치를 수도 있다. 그래서 여성 호르몬의 역할과 나이를 먹어감에 따른 변화에 대해 다시 한번 이해할 필요가 있다.

나이에 따라 달라지는
여성 호르몬의 극적 변화

개인의 유전자나 생활환경의 차이도 있기 때문에 여성 호르몬이 몇 살까지, 또 어느 정도 활약하는지는 한마디로 말할 수 없다. 차이는 있겠지만 대부분의 여성은 초경을 경험하는 11~12세경부터 50세 전후의 폐경까지 여성 호르몬이 분비된다.

여기서 중요한 점은 옛날에 비해 여성의 수명이 배 이상이 되었는데도, 폐경의 시기는 16~18세기와 비교해 거의 변함이 없다는 사실이다. 사실 인류가 가진 자궁의 능력에는 몇 백 년 동안 변화가 없었다.

또 남성의 경우 남성 호르몬 양의 변화는 개체의 차이다. 물론 나이와 함께 서서히 줄어가는 사람이 대부분이지만, 그중에는 분비량이 죽는 순간까지 젊은 시절과 거의 변함이 없는 사람도 있다(96세에 득남해 최고령의 정력왕으로 인정받은 인도의 람지트 씨가 기네스북에 올라 있다).

반면에 여성은 제 아무리 예쁜 사람이라도, 제 아무리 건강한 사람이라도 반드시 폐경을 맞이하고, 인생의 중년기가 지나면 여성 호르몬은 소진된다.

37, 38세에 여성 호르몬 급감

여성 호르몬이 감소하는 패턴은 나이가 들어감에 따라 서서히 진행되는 식일까? 안타깝게도 그렇지 않다.

일본에서 최근 유행하고 있는 임신준비활동(체온 관리, 배란일 검사 등)도 여성 호르몬 변화와 관계가 깊다. 정자는 항상 새롭게 만들어지는 반면에 난자는 태어날 때 이미 가지고 태어나기 때문에 여성이 나이듦에 따라 난자도 노화되고 그 수도 줄어들기 때문에 임신을 위한 별도의 노력이 필요하다는 발상인 것이다.

여성 호르몬 분비량은 20대 전반에 피크를 맞이하지만 그후 서서히 감소해 간다. 그리고 급격히 감소하는 나이가 바로 37, 38세. 자궁의 능력이 확연히 저하되는 시기다. 여성은 그 이전과 비교해 임신이 확실히 어려워지고, 태아에게 나쁜 영향을 미칠 확률도 급격히 높아진다.

지금까지 미디어는 이런 사실을 직시하지 않고, 여성의 무한 가능성만을 전달해 왔다. 하지만 진실된 정보 전달의 부족으로 인해 자유를 만끽했던 예쁘고 건강한 여성이 막상 아이를 갖고 싶다고 생각했을 때는 나이가 장애가 되어 임신이 어렵다는, 상상할 수 없는 벽에 부딪히는 것이다.

'미마녀美魔女'(재능과 미모를 겸비한 35세 이상의 여성)라 부르는 동안의 40, 50대가 주목 받고 있는 요즘에도 과학의 힘으로 겉모습은 젊어질 수 있지만 '자궁만은 18세기 이전부터 현재까지 전혀 변함이 없는 일직선'이라는 사실을 반드시 기억해 두기 바란다.

미용의 관점에서 말하면 37, 38세는 '1차적으로 피부가 노화로 가는 전환점'이라고 할 수 있다. 그리고 체형의 변화 또한 확실히 시작되는 시기이기도 하다.

그러다가 50세 전후에는 폐경으로 향하면서 여성 호르몬의 저하는 계속된다. 그리고 결국 폐경이 찾아오면, 여성 호르몬의 격감은 지옥이라고 할 만큼 직각으로 떨어진다. '제2차 본격적 피부 노화로 가는 전환점'도 폐경기에 찾아온다. 여자는 참으로 힘들다. 이때부터

80퍼센트의 여성이 살찌는 시기로 돌입한다.

　다만, 이 피부 노화의 전환점도 확실한 체중 증가도 폐경 직후가 아니라 폐경 1, 2년 후에 찾아온다. 몸에 남아 있던 여성 호르몬의 효과가 완전히 소멸했을 때, 보디블로(복싱의 복부 공격)와 같이 강타해 오는 것이다.

시들지 않는 비결은 수분

　　모든 여성은 나이와 함께 수분을 잃어간다. 직설적으로 말하자면 시들어간다. 거꾸로 말하면 '젊음'이란 시들지 않고 건조하지 않은, 즉 풍부한 수분으로 인한 성성함을 말한다. 왜냐하면 '노화=건조함'이기 때문이다.

　　예전에 도쿄도 수도국에서 개최한 강연에서 이런 이야기를 한 적이 있다. "신생아는 80퍼센트가 수분이다. 그런데 수분은 성장과 함께 줄어들어 성인이 되면 남성이 60퍼센트, 여성이 55퍼센트가 수분이 차지하는 비율이 된다."

　　여성은 아기를 보호하는 기능을 가지고 있어서, 본래 쿠션의 역할을 하는 체지방을 남성보다 많이 비축하고 있다. 지방세포는 근육 등에 비해 수분 함유량이 적기 때문에, 보기와는 달리 여성의 몸은 남성보다 수분이 적은 것이 일반적이다. 게다가 나이와 함께 수분량이 감소해 고령이 되면 수분량은 50퍼센트 가까이까지 감소한다.

우리 여성들이 몸에서 수분이 줄어드는 느낌을 확실히 의식하기 시작하는 것은, 앞에서도 언급했듯이 여성 호르몬이 급격히 감소하는 37, 38세 정도부터다.

그리고 폐경이 지나면, 차츰 매끄럽던 손톱이 물결무늬가 된다거나 팔꿈치, 뒤꿈치가 거칠어진다. 머리카락도 얇아지면서 윤기를 잃어간다. 질도 건조해지면서 섹스가 고통스러워지고, 몸 전체가 건조해 가는 것을 실감한다. 몸이 과도하게 수분을 빼앗기면 시들은 아줌마가 될 수밖에 없다.

여자의 일생은 수분과의 전쟁

나는 호르몬 보충요법을 하고 있다. 여성 호르몬 보충은 말라가는 대지에 비가 내리는 효과와 같다. 몸 전체에 수분이 공급되는 이미지와 같다. 피부와 질이 촉촉해지는 것은 물론이고, 타액의 양이 늘고 건조했던 코, 눈, 머리카락이 확실히 달라진다.

　나는 40대 중반부터 오랫동안 콘텍트렌즈를 사용하고 있는데, 눈이 너무 건조해져 하루에도 몇 번이고 히알루론산 안약을 사용하지 않으면 안 될 정도로 고통을 겪었다. 하지만 호르몬 보충으로 안약 사용도 필요가 없게 되었고, 몸 전체가 촉촉함이 무엇인지 제대로 실감하고 있다.

　폐경을 맞으며 호르몬 보충을 할 것인지는 개인에 따라 각자 다른 선택을 할 것이다. 유방암으로 고생한 지인이 있다면 더더욱 신중해질 수밖에 없다. 호르몬 보충과 유방암 리스크의 상승이 관계가 있는지 확실히 검증되지는 않았지만, 데이터에 따라 의사의 의견도 다르기 때문에 잘 알아볼 필요가 있다.

　어쨌거나 여자에게 있어서 건조함과 호르몬의 관계는 쉽게 간과할 문제가 아니다. 그렇기 때문에 현재 가지고 있는 촉촉함의 근원인 여성 호르몬을 소중히, 아주 소중히 하면서 다이어트를 생각해야 한다.

　나이와 함께 감소해 가는 여성 호르몬 분비에 영향을 주는 극단적 다이어트는 피해야 한다. 잘못된 다이어트는 체중은 줄일지 몰라도 가뭄에 쩍쩍 갈라지는 대지처럼 눈, 코, 입, 머리카락, 피부, 질, 전신의 수분을 앗아간다.

반짝반짝 빛나는 여성 호르몬 기초 상식

체지방이 너무 적으면
여성 호르몬 분비가 안 된다

2012년 55세 여름에 잡지 『주간 포스트』에 실린 내 인생 최초의 비키니 사진은 영광스럽게도 반응이 아주 좋았다.

사실 의뢰를 받고 처음에는 망설였다. 하지만 곧 의뢰에 응하기로 결심했다. 나이가 나이인 만큼 남성을 자극하는 단순한 비키니 모습이 아닌, 이 나이에도 여성으로서 엘레강트할 수 있다는 메시지를 전달하는 컨셉으로 찍고 싶었다. 나의 그런 생각은 『주간 포스트』 독자뿐만 아니라 많은 여성으로부터 좋은 반응을 얻었다.

그리고 많은 분들로부터 50대가 되어도 여성으로서의 아름다움을 유지하는 비결이 뭐냐는 질문을 받았다. 그분들은 스타일을 말하

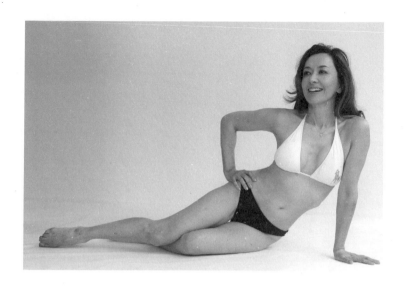

는 것이 아니었다.

　그동안 내가 신경 써온 것 중 하나는 체지방을 과하게 빼지 않는 것이다. 다이어트나 운동으로 체지방을 너무 빼서 깡마른 나머지 매력 없는 몸이 되지 않도록 신경 쓰는 것이다.

너무 과한 운동은 여성의 건강미를 망가뜨린다

내가 체지방을 과하게 빼지 않는 데는 이유가 있다.

2012년 11월 3일에 개최된 일본 임상스포츠의학회 학술집회에서, 지금까지 본격적으로 조사하지 않았던 여자 스포츠 선수의 '무월경'과 '피로골절'에 대해 충격적인 발표가 있었다.

올림픽 선수와 강화지정 선수(경기력 강화를 위해 특별 지정된 선수) 등 여성 톱 스포츠 선수 683명을 대상으로 '무월경', '피로골절', '섭식장애(거식증, 폭식증)'에 관한 조사를 했다. 그 결과 무월경 7.8퍼센트를 포함해 약 40퍼센트가 월경 주기에 이상이 있었다. 특히 체조, 리듬체조, 피겨스케이트, 그리고 마라톤과 같은 육상 장거리에서 무월경이 많았다고 한다.

피로골절(뼈마디가 벌어지거나 부러지는 일)의 발증률은 11.7퍼센트로, 특히 무월경의 스포츠 선수 중에서 피로골절이 두드러졌다.

오직 이기기 위해 몸 전체가 망가지기 직전까지 싸웠던 것이다. 그렇게 해서 날카로워진 몸은 마라톤에서 빨리 달릴 수 있었고, 체조 경기에서 아름다운 연기를 보여주었을지 모르겠지만, 건강하고 강한 몸과는 거리가 멀다는 얘기가 된다. 여자 스포츠 선수의 육체는 강인한 신체가 아닌, 마치 유리잔처럼 예민한 몸 상태인 것이다.

또 내가 40대 중반쯤에 TV 코멘테이터commentator(해설자)로 일하고 있을 때였다. 한 여배우가 자신의 저서인 다이어트 책 홍보를 위해 게스트로 출연한 적이 있다. 그런데 그녀는 쾌적한 온도로 설정된 방송국 스튜디오에서 유일하게 혼자만 스튜디오 안이 너무 춥다며 덜덜 떨고 있었다.

TV 프로그램에서는 건강과 미에 대해 이야기하면서 자신의 식사법과 운동법을 권하는 입장이었는데, 다른 사람들은 아무렇지도 않은 스튜디오에서 왜 유독 혼자서만 추워서 덜덜 떨고 있었던 것일까? 그녀는 체지방이 한 자릿수가 될 때까지 너무 과하게 살을 뺐던 것이다. 즉, 몸에 내성이 없고 너무 냉한 상태였던 것이다.

지금도 그렇지만 당시에는 '체지방은 무조건 나쁘고, 적으면 적을수록 좋은 것'이라고 착각하는 사람들이 너무 많았다. 그녀도 그것을 자랑 삼아 이야기하고 있을 정도였다. 하지만 체지방이 너무 적은 몸이라면, 앞서 말한 스포츠 선수들처럼 너무 예민하고 날카로운 상태라서 환경 변화에 굉장히 약하다.

월경을 유지하려면, 40킬로그램 이상의 체중과 17퍼센트 이상의 체지방률이 필요하다. 체지방 한 자릿수를 원한다는 것은 여자에게는 아주 위험천만한 일이다.

보통 운동을 하면 여성 안에 있는 남성 호르몬의 양이 높아지지만, 지방 조직에서 이 남성 호르몬이 여성 호르몬으로 변환되기 때문에 결과적으로는 여성 호르몬이 상승한다. 하지만 지방이 너무 없으면, 이 변환 과정이 제대로 작동하지 못해 남성화되어 버린다. 피부도 머

반짝반짝 빛나는 여성 호르몬 기초 상식

리카락도 푸석푸석, 게다가 수염도 나오고 목소리는 두꺼워지고, 할머니 냄새가 날 위험성도 있다. 지방이 너무 없다는 것은, 말 그대로 여자가 시들어가는 것을 의미한다.

또 타고난 마른 체질의 여성은 40세 가까이 되어 여성 호르몬 감소가 현저해지면 피부가 탄력을 잃어 날씬해서 예쁘다기보다 주름 투성이의 핏줄이 드러난 보기 흉한 모습이 되기 쉽다.

트위기의 예를 들어보자. 젊은 시절 키 165센티미터에 몸무게 41 킬로그램, BMI 지수(Body Mass Index)가 15였던 체형이다. BMI 지수는 25 이상이면 비만, 23~25는 과체중, 18.5~23이 정상, 18.5 미만은 저체중인 것으로 분류하는데, BMI 15의 체형이라면 나이가 들어 중년이 되었을 때 멋지다기보다 아주 위험한 상태가 돼버린다.

일본 여배우 중에도 중년 초반까지는 나뭇가지처럼 날씬하고 아름다웠는데, 지금은 무서울 정도로 깡말라 시들어버린 사람이 있다.

체지방은 내장을 지키고 보온의 역할도 하며, 호르몬 밸런스를 조절하기도 한다. 체지방이 과한 것은 물론 안 좋지만, 부족하면 부인과 쪽으로 문제를 일으키기 쉽고, 여성의 미에 직접적으로 피해를 줄 수 있다는 사실을 인식하기 바란다.

그렇다면 수많은 다이어트 방법들 중에서 어떤 다이어트법이 여

54
제1장

성에게 위험하고, 여성 호르몬에 어떤 영향을 주는 것일까? 그리고 20대를 지나 50세 전후의 폐경에 이르기까지 필연적으로 불어나게 될 평균 5킬로그램의 체중 증가를 어떻게 관리할 것인가? 또, 여성으로서 메마르지 않기 위한 다이어트는 무엇이 좋을까? 앞으로는 그 부분을 다루겠다.

2장부터는 지금까지 유행한 대표적인 다이어트 방법들을 선별해서 구체적으로 파헤쳐 보려 한다.

반짝반짝 빛나는 여성 호르몬 기초 상식

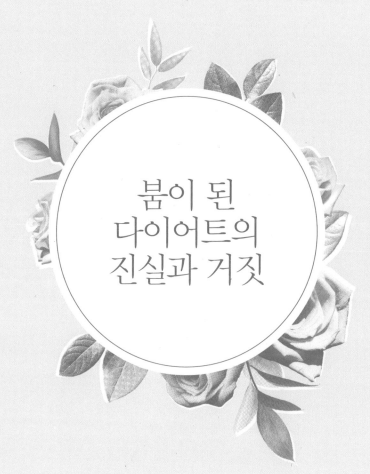

2
장

붐이 된
다이어트의
진실과 거짓

칼로리만 제한하는 다이어트,
나이 들수록 위험

내가 처음으로 다이어트를 시도한 것은 고등
학교 1학년 끝나갈 무렵 정도로 기억한다. 그쯤부터 엄청나게 살이
찌기 시작했기 때문이다. 학교에서 점심을 사먹는 경우에는 빵만 달
랑 2개. 도시락도 엄마한테 작은 것으로 부탁했던 기억이 있다.

나중에 들은 이야기지만, 샤넬의 모델을 뽑을 때도 16, 17세까지
를 데드라인으로 했다고 한다. 18세가 되면 허벅지와 엉덩이에 갑자
기 살이 붙어 통통해지면서, 신체 라인이 심하게 드러나는 최신 유
행 패션에 맞지 않아 혐오감을 줄 수 있다는 것이 이유라고 한다. 생
각해 보니 이해가 간다.

내가 다이어트를 제대로 실천하기 시작한 것은 앞에서도 언급했던, 1970년에 출판된 히로타 미에코의 『미코의 칼로리 북』이 계기였다. 배우의 다이어트 북으로서는 원조이다.

그녀는 칼로리 콘트롤 다이어트의 선구자였고, 섭취 칼로리를 처음으로 일반인에게 인식시킨 공적으로는 일본 다이어트 역사에 남을 것이다. 그러나 지겨워도 한번 더 반복하자면, 이 책의 포인트는 칼로리 제한이다. 영양의 균형은 전혀 고려하지 않았다.

그녀는 칼로리가 낮은 야채 샐러드를 어쨌든 많이 먹을 것을 권한다. 옅은 색 야채, 녹황색 야채의 영양소 따위는 상관없이 섭취 칼로리를 하루 2,000킬로칼로리 이내로 제한할 것을 권한다.

히로타 미에코도 6개월에 17킬로그램 감량에 성공하고 갸날픈 미인으로 대변신을 꾀해 갑자기 주목을 받았다. 책도 150만 부의 베스트셀러가 되고 큰 붐을 일으켰다.

문제는 이런 식의 식사를 계속할 경우 틀림없이 단백질 부족 현상이 일어난다는 것이다. 단백질이 부족한 식사를 계속할 경우 근육이 점점 적어져 보기에는 날씬한데 체지방률이 생각보다 높은 내장비만이 될 가능성이 높다. 또 공복 시 혈당치가 내려가 아드레날린이 분비되어 짜증을 내기가 쉽고, 자신도 모르게 군것질이 많아진다.

게다가 단백질이 부족한 식사를 하면 여성 호르몬의 분비도 저하된다. 결과적으로 영양을 고려하지 않은, 너무 칼로리가 낮은 식사만 하는 다이어트는 건강을 해칠 수밖에 없다.

영양소를 무시한 다이어트는 거식증으로 이어진다

직접적 원인은 아니지만, 칼로리만 줄이려고 하면 거식증에 걸릴 위험도 있다.

거식증은 정신적인 병의 하나이다. 사춘기는 소녀에서 여성으로 옮겨가면서 자신의 정체성을 확립하는 시기다. 이성에 대한 관심이 높아지고 겉모습을 의식하기 시작한다. 모든 것이 처음인 상태에서 '마른 사람이 예쁘다'는 사회풍조에 내던져지면, 이것을 그대로 분별없이 받아들여 '예쁘고 매력적인 여자가 되려면 살을 빼야만 한다'는 생각이 점점 커져간다.

또 엄마와의 관계가 거식증의 원인이 되기도 한다. 오노세 타케히토의 『먹지 않는 심리와 토하는 심리』에는 본인한테 별 관심을 보이지 않는 엄마의 관심을 끌기 위해 살을 빼고 싶어하는 특수한 심리에 대해 쓰여 있다.

거식증의 무서운 점은 사람이 보는 앞에서는 먹고 아무도 보지 않는 곳에서 토하기 때문에, 건강을 해치고 위험한 단계에 이를 때까지 주위에서 눈치 채지 못한다는 점이다. 앞서 얘기한 카렌 카펜터의 경우에도 주위 사람들이 알았을 때는 이미 사태가 심각했을 것이다. 또 먹는 두려움과 살이 찐다는 두려움, 그리고 저체중에 대한 강박관념이 강하기 때문에, 본인 스스로 치료 자체를 거부하는 경우가 적지 않다.

거식증이 중증으로 변하면, 몸이 음식물을 받아들이지 않게 되어 치료는 어려워진다. 다음은 거식증에 걸리면 나타나는 증상이다.

❶ 근육량 감소

❷ 몸이 붓는다

❸ 빈혈

❹ 탈수

❺ 35도 이하의 저체온

❻ 무월경

❼ 부정맥

❽ 골다공증

❾ 백혈구 수의 감소

❿ 미각장애

⓫ 치아가 너덜너덜해진다

거식증의 사망률은 5~10퍼센트로 정신질환 중에서는 꽤 높은 편이다. 예뻐지고 싶어서 가볍게 다이어트를 시작했는데, 돌이킬 수 없는 최악의 사태에 빠질 거라고는 그 누구도 생각하지 않았을 것이다. 하지만 다이어트에는 그런 위험이 도사리고 있다는 사실을 인식하자. 그러니 다이어트는 몰래 숨어서 혼자 하는 것보다 협력자 또는 옆에서 지켜봐주는 사람이 있는 것이 좋다.

지방은 적이 아니다!
좋은 지방과 나쁜 지방

　　칼로리로만 계산한다면 1그램의 칼로리라도 줄이기 위해 압도적으로 칼로리 함유가 높은 지방을 억제하면 다이어트가 간단히 해결될 것이라 생각된다.

　일본의 다이어트 역사에서 지방을 섭취하지 않는 다이어트를 제창한 대표적인 사람으로 스즈키 소노코가 있다.

　그녀는 1990년대 매스컴에서 '미백의 여왕'으로 인기를 얻었지만, 원래는 요리 연구가로서 지방을 뺀 조리법을 독자적으로 개발해 비즈니스화했다. '미백의 여왕'으로서 널리 알려지기 전인 1980년에 출판한 저서 『살을 빼고 싶다면 먹어라』에서 '흰쌀밥을 양껏 먹자'고

하는 다이어트법을 제창해 센세이션을 불러일으켰다.

당시 그녀는 자신이 제창하는 다이어트 방식 그대로 요리하는 레스토랑 '신일본요리 도키노'를 록폰기에 개업하기도 했다. 식재료는 전부 기름을 뺐기 때문에 저칼로리인데, 요리는 전혀 퍼석거리지 않는 획기적인 것이었다. 스즈키 소노코가 제창하는 지방을 뺀 다이어트 방법은 다음과 같다.

❶ 뇌의 에너지원은 탄수화물. 따라서 밥을 안정적으로 섭취하면 뇌와 자율신경이 제대로 작동한다.
❷ 뇌와 자율신경을 제대로 작동시키려면 밥 이외의 부식은 적게 섭취해, 내장에 부담을 덜어준다.

후에 등장하는 당질 제한 다이어트와는 정반대의 이론으로, 지방은 내장에 부담을 주는 존재라며 적극적으로 배제하고 있다.

"단백질도 지방도 뇌의 에너지는 될 수 없다. 당질은 뇌를 안정적으로 작동시키며, 지방을 배제하면 내장의 부담을 줄일 수 있기 때문에 인간이 본래 가지고 있는 '생명유지'의 능력이 최고로 활성화되어 체중이 자연히 감소한다"는 이론이다.

칼로리가 압도적으로 높은 지방은 『미코의 칼로리 북』의 칼로리 제한 다이어트 때부터 나쁘다고 여겨져 어쨌거나 섭취하지 않는 것이 최선이라고 생각했다.

세계 제1의 비만 제국이며, 세계 제1의 다이어트 왕국인 미국에서도 지방에 관한 한 매우 신경이 날카롭다(2013년에는 처음으로 멕시코가 비만 국가 1위로 등극했지만).

미국은 3명중 1명이 비만이기 때문에 슈퍼마켓이나 마트에서는 저지방 우유, 저지방 요구르트, 무지방 우유, 무지방 요구르트가 주를 이룬다. 한 단계 가공을 더 거치지 않은 일반상품을 구하기가 어려울 정도다.

하지만 칼로리에 한하지 않고 영양의 밸런스를 중요시하는 요즘에는 '지방의 중요성'도 재인식되어, 단순히 섭취하지 않는 것만이 좋은 것은 아니라고 생각하는 시대로 바뀌었다.

또 식사에 지방이 너무 적으면 포만감을 느끼지 못해, 오히려 많이 먹게 되는 경향도 있다. 미국의 저지방 요구르트나 저지방 우유도 같은 이유로 문제가 되고 있다. 맛있는 일반 우유를 적당량 마시는 쪽이 맛없는 저지방 우유를 벌컥벌컥 마시는 것보다 훨씬 포만감이 크다. 하지만 질보다 양을 중요시한 결과, 아이러니하게도 비만이라는 악순환에 빠져버린 것이다.

또 미국에서 지방분을 적게 넣거나 제거한 식품이라면, 맛이 없어지기 때문에 뭔가 부족한 느낌을 채우기 위해 첨가물로 향을 내는 식으로 해결한다. 그 냄새가 포만감을 느끼는 중추신경을 자극해, 결과적으로는 더 먹고 싶고 더 마시고 싶어진다고 해서 사회적으로 문제시되고 있다.

예를 들면 오븐구이 치킨의 냄새가 나는 다이어트용 베지테리안 피자는 치킨이 전혀 들어 있지 않지만, 오븐에서 막 구운 로스트 치킨의 냄새가 난다(게다가 딸기향은 캐나다를 대표하는 동물 비버의 척추 중 일부로 만든다는 사실을 알고 있는가).

좋은 지방은 여성에게 아군이 된다

다이어트 비즈니스로도 대성공한 스즈키 소노코는 '식재료에서 지방을 제거하고 주식인 밥을 배불리 먹는 것이야말로 이상적인 식사'라고 주장했고 지지하는 사람도 많았다.

하지만 그녀의 이론대로 실천을 할지 말지는 지방이 가진 위력을 알아보고 나서 시작해도 늦지 않는다. 칼로리가 높은 지방을 규제하는 것은 다이어트의 정석이다. 하지만 지방 자체를 배제하며 살을 빼는 방식은 매우 위험하다.

지방은 세포막을 보호하고, 병에 대한 저항력을 길러준다. 또 호르몬 밸런스를 유지시켜 주기 때문에 아름다운 피부를 만든다. 아름다운 피부를 유지하기 위해 지방은 필수 불가결한 영양소이다.

예전엔 오일이 들어 있지 않은 화장품이 대세였지만, 유분이 피부를 지켜주고 피부로부터 수분 증발을 막아준다는 사실이 알려지자 완전히 대세는 바뀌었다.

다시 말해 지방은 여자를 시들지 않고 촉촉하게 지켜주는 아주 큰 역할을 책임지고 있다.

여성 호르몬의 원료는 콜레스테롤이다. 이것이 몸에 들어가지 않으면 가공품인 여성 호르몬의 제조는 불가능하다. 이제 여성의 윤기 있는 피부에 필요한 유분의 필요성이 납득이 가는가.

콜레스테롤은 여성 호르몬인 에스트로겐, 남성 호르몬인 테스토스테론 등의 호르몬과 소화액인 담즙의 재료이기도 하다. 특히 인체에 있는 60조 개의 세포를 보호하는 주요 성분이기도 하다. 콜레스테롤이 지나치게 부족하면 혈압과 수분조절 이상, 소화불량과 우울증, 심각하면 뇌경색이나 뇌출혈까지 초래할 수 있다.

다만, 지방 섭취의 내용이 중요하다. 지방에는 좋은 지방과 나쁜 지방이 있다. 지방이 필요하다고는 하나 나쁜 지방을 섭취할 경우 비만으로 이어지고 말 것이다. 나쁜 콜레스테롤(LDL)은 지나치게 많으

면 혈관에 문제를 일으키기도 한다. 적절한 지방 섭취 방법을 간추
려 정리해 보았다.

❶ 육류나 유제품 등의 '동물성 지방'(포화지방산), 그리고 마가린,
  쇼트닝, 팻 스프레드(지방 함유율이 낮은 마가린) 등 가공식품의 풍
  미를 더하는 원료로 사용되는 '트랜스 지방산'을 먹지 않는다.

　이런 지방은 나쁜 콜레스테롤을 상승시켜 좋은 콜레스테롤을 저
하시킨다.

　특히 트랜스 지방산에 대해서는 일본과 다른 나라가 문제의식에
많은 차이가 있는 것 같다. 미국에서는 전면금지 추세이고, 호주나
스위스 등은 100그램에 2그램 이상 트랜스지방산을 포함한 지방 또
는 지방유의 유통을 금지시키고 있다. 대만, 홍콩, 한국에서도 함유
량 표시가 의무이지만, 일본은 그런 제재가 전혀 없기 때문에 개인
이 조심하는 수밖에 없다.

　예를 들어 조리한 닭의 노란 지방분이나 껍질은 떼어낸다든지, 튀
김도 때로는 튀김옷을 벗겨내고 먹는다든지, 포테이토 칩이나 과자
류를 기본적으로 먹지 않는 등 의식해서 멀리하는 것이 좋다.

❷ 오메가3를 의식해서 섭취한다

예전에는 적극적으로 권장했던 식물성 기름도 섭취 방법에 주의가 필요하다는 것이 알려지고 있다.

유분은 오메가3, 오메가6, 오메가9으로 나뉜다. 그중에서도 필수 지방산이라고 부르는 오메가3와 오메가6의 균형 있는 섭취가 중요하다(이상적인 섭취는 4:1). 오메가6인 리놀산(옥수수유, 베니바나유)만을 섭취하면 세포의 염증을 일으키는 작용이 강해지기 때문이다(아토피 등 알레르기를 일으키는 원인이 된다).

한편 오메가3를 다량 함유한 등푸른생선이나 연어의 DHA, EPA는 중성지방을 낮추는 작용을 한다. 같은 작용을 하는 아마인유나 호두 등의 견과류도 적극적인 섭취를 장려하고 있다.

또 오메가9은 올리브유, 참기름, 포도씨유 등으로 잘 산화되지 않으며, 가열 조리에 사용하도록 권장하고 있다.

다만 영양학도 완벽하지는 않다는 사실을 기억하기 바란다. 음식의 궁합 문제도 있고, 상황에 따라 달라지기도 한다. 서장에서 이야기한 다이어트의 역사를 돌이켜봐도 영양학의 견해는 1년 후에 어떻게 바뀔지 모른다는 사실을 간과할 수는 없다.

세상에는 100퍼센트 몸에 좋다거나, 100퍼센트 몸에 나쁜 것은 없다. 인간이 잡식인 이유도 먹을거리로 인한 위험을 줄이기 위해서다. 바람직한 영양 밸런스를 기억하면서 편식하지 말고 골고루 섭취하는 습관을 유지하는 것이 베스트다.

당질을
현명하게 이용하라

당질 제한 다이어트는 '아토킨스 다이어트'라고도 부르며, 1970년대부터 미국의 로버트 아토킨스 박사에 의해 제창된 다이어트 방법이다. '저低인슐린 다이어트', '저GI (혈당지수) 다이어트' 등 이름도 다양하다.

아토킨스 박사는 탄수화물을 평소의 10분의 1 이하로 양을 줄이라고 한다. 원래는 당에 의해 만들어지는 에너지를, 지방을 사용해 에너지를 만들도록 유도하는 것이다. 지방을 연소시킴으로써 획기적으로 체중 감량이 가능하다고 하는 이론이다. 이 다이어트 방법을 아토킨스 박사는 당뇨병 환자의 식사에서 힌트를 얻었다고 한다.

이 다이어트는 당질만 줄이면, 총 칼로리는 신경쓸 필요 없이 단백질이나 지방을 어느 정도 자유롭게 섭취해도 좋다고 말한다(후에 아토킨스 박사는 지방도 제한하라고 하지만). 미국인의 식습관에서 보면 그때까지 주를 이루던 저지방 다이어트에 비해 고통은 덜했을 것이다. 그래서인지 2000년대 초기에 폭발적인 붐이 일었다. 인기가 최고봉일 때는 11명 중 1명이 이 다이어트를 하고 있다고 얘기할 정도였다.

이 시기에 파스타, 쌀, 유명 도넛 체인의 매출이 크게 줄었다고 한다. 또 글로벌 기업인 코카콜라나 펩시콜라가 이 영향을 받아 당질이 없는 '제로ZERO', '원ONE'을 출시하는 등 많은 기업들이 저당이나 당질 제로 식품을 개발하고 판매하기 시작했다.

물론 일본 기업도 움직이기 시작했다.

일본에서 퍼스널 트레이너의 개척자인 케빈 야마자키. 야구 선수 키요하라 카즈히로를 비롯한 수많은 스포츠 선수와 격투기 선수의 몸을 바꾼 그가 주최하는 '토털 워크아웃'도 이 방법을 도입하고 있는 것으로 유명하다.

보디 트레이닝을 주로 하는 토털 워크아웃에서도 '다이어트 성공의 90퍼센트는 식생활 개선'이라고 생각하는 것이다. 인풋input의 콘트롤(식이요법) 없이는 다이어트의 성공도 없으며, 운동만으로는 살을 뺄 수 없기 때문이다.

이 다이어트에서는 우선 처음 2, 3주 동안은 정말 심할 정도로 당질을 제한한다. 당연히 몸 속의 당질이 격감하고, 당질 대신 비축돼 있던 지방이 연소되어 생존에 필요한 칼로리로 쓰인다. 지방이 연소되기 쉬운 체질을 만드는 것이 첫 2, 3주간의 과정이다.

당질 제로를 목표로 하는 식사는 밥, 국수, 우동, 파스타, 라면 등을 절대로 머어서는 안 되기 때문에 탄수화물을 좋아하는 일본인으로서는 큰 고통이 따른다. 하지만 이 단계에서 확실히 체중감량을 실감할 수 있다.

다음 단계는 체중 감량의 속도를 지켜보면서 서서히 당질 양을 올려가는 것이다. 하지만 이 단계에서도 상당량의 당질 제한은 계속된다. 체중이 서서히 감소하는 정도의 당질 양을 찾아 조절해야 하는 어려움이 있는데, 당질 양을 너무 올려서 체중 감소가 멈춰 버리면 다시 당질 양을 내려야 한다.

마지막으로 목표 체중에 도달하면, 그 목표 체중을 유지할 수 있는 당질 양을 체크해서 그 당질 양의 식사를 계속 유지해 가는 것이다.

실제로 2007년에 미국의 명문 스탠포드 대학 의학부에서 311명의 비만여성에게 여러 종류의 다이어트법을 1년간 테스트한 결과, 아토킨스 다이어트를 실천한 사람들이 가장 많은 체중 감량을 보였다는 보고도 있다. 또 좋은 콜레스트롤, 중성지방, 혈압의 개선도 다른 다이어트법에 비해 높았다고 한다.

2012년에 보스톤 어린이병원에서 실험한 다이어트법에서도 역시 아토킨스 다이어트가 가장 빠른 체중감량의 효과가 있었다는 기록이 있다. 다만 이 방법은 심장혈관계 질병으로 이어질 위험성이 높아지는 경향도 있다고 하니, 100퍼센트 좋다고 말할 수만은 없다.

연소되고 있는 것은 지방이 아니다?

그러나 최근에는 당질 제한 다이어트 이론에도 변화가 일고 있다. 당질 제한 다이어트가 다른 다이어트에 비해 빠른 시기에 현저하게 체중이 감소되는 것은, 지방이 연소된 것이 아니고 체내의 수분이 감소했기 때문이라는 주장이 나온 것이다.

간에서 탄수화물이 지방으로 바뀌어 축적될 때 물을 흡수한다. 탄수화물을 줄이면 동시에 흡수하는 수분량도 줄어서 체중이 확실히 감소한다.

즉 다이어트 초기에 체중이 급격히 감소하는 것은 수분이 감소했을 뿐, 지방은 줄지 않았을 가능성이 높다. 다만 계속하면 체지방은 빠진다.

당질 제한 다이어트를 추천하는 의견으로, 세계적인 과학잡지《사이언스》에서 활약하는 과학저술가 게리 토브스Gary Taubes의 저서 『우리는 왜 살이 찌는가Why We get fat?』가 있다. 이 책에서는 다음과 같은 논리가 전개되고 있다.

"섭취 칼로리를 줄이고 운동량을 늘려도 실제로 체중은 그다지 줄지 않는다. 왜냐하면 인간이 곡물 재배를 시작한 것은 12,000년 전으로, 그 이전 250만 년간 인간은 육식 중심의 수렵·채집 생활을 해왔기 때문이다. 따라서 인류의 유전자는 탄수화물 대사에 충분히 적응을 못하고, 탄수화물을 섭취하면 체지방 축적을 촉진하는 인슐린이 분비되기 쉽다."

그런데 이 책에서 전개하는 데이터는 전부 미국과 유럽의 것으로, 오랫동안 탄수화물 중심의 생활을 해온 일본인에게도 전부 해당되는지는 의문이다.

섭취하는 음식물이 다르면 몸의 작용도 달라진다. 예를 들어 도쿄대학 대학원의 핫토리 마사히라 교수는 일본인 장내세균과 미국, 유럽인의 장내세균을 비교해, 일본인 장내세균에는 탄수화물을 분해하는 능력이 있는 세균이 많다는 것을 발견했다.

미국, 유럽인에게는 소화가 불가능한 해초의 탄수화물(셀룰로오스)도 대사해 버리는 강한 세균도 있다고 한다. 탄수화물 의존도가 높은 식생활을 지속해온 우리들은 부족한 유전자의 능력을 세균의 힘으로 보충하고, 탄수화물로부터 필요한 영양을 만들어온 것이다. 게리 토브스의 저서에서는 이러한 점들을 전혀 고려하지 않고 있다.

2013년에 출판된 잡지 《타잔》의 특집기사에서도 일본 당뇨병학회 이사인 우츠노미야 카즈노리 도쿄지케이카이 의과대학 교수는 다음과 같이 말했다.

"일본에서 당질 제한 다이어트가 붐을 이루었던 것은 당뇨병 치료식이 계기라고 알려져 있다. 하지만 당뇨병학회는 극단적 당질 제한 다이어트에는 비판적이다. 당질만 제한하면 어떤 음식이든 맘껏 먹어도 상관없다고 하는 메시지는 위험하다고 생각한다."

《타잔》지 특집기사의 결론은, 효과적인 다이어트 방법은 식습관, 성격, 성별, 건강 상태 등에 따라 달라진다는 지극히 당연한 이야기였다.

뇌는 당을 필요로 한다

당질 제한 다이어트는 단기간에 살을 빼고자 할 때는 좋은 방법이라고 할 수 있다.

하지만 당은 뇌에 있어서 중심적 에너지원이고, 체력의 원천이다. 부족할 경우 집중력이 결여되고, 권태감과 피로감이 몰려와 운동능력이 저하된다.

이외에도 재미있는 실험 결과가 있다. 2012년 2월《뉴욕 타임스》건강란에 실린 기사다. 두 그룹에게 똑같이 1,400킬로칼로리 제한 다이어트를 하도록 지시했다고 한다. 식사 메뉴에 초콜릿이나 아이스크림 등 단 음식을 소량 넣은 그룹 쪽이, 단 음식은 완전히 배제하고 건강에 좋다고 하는 음식만 먹게 한 그룹보다 오랜 기간 줄어든 체중을 유지하며 다이어트를 지속할 수 있었다고 한다.

두 그룹 모두 16주까지는 체중이 줄지만, 그 다음부터는 다른 양상을 보였다. 단 음식을 소량 먹게 한 그룹 쪽이 '글래린'이라는 식욕 증진 호르몬의 양이 낮은 레벨을 유지하고, 포만감을 유지할 수 있었던 것이 그 이유이다.

영양학적 상식으로 생각한다면 단맛, 더군다나 백설탕 등은 틀림 없이 다이어트의 적일 수밖에 없다. 그런데 영양학의 이론으로는 설명할 수 없는 뇌의 작용이 우리의 상식을 뒤집고 있는 것이다.

BBC의 'Mood Food'(음식과 감정의 관계)라는 프로그램에서도 조사한 바 있다. 다이어트로 칼로리를 제한하는 중에도 뇌에 영양이 되고 행복감을 주는 설탕을 극단적으로 제한하지 말고 잘 조화시키는 쪽이 다이어트 성공률이 높다고 한다.

범죄가 많이 일어나는 지역에서 초콜릿을 배부한 뒤 폭력사건이 줄어들었다는 사례가 있었다. 또 체스의 경쟁상대에게 서로 다른 음식을 먹게 했을 경우 탄수화물을 많이 섭취한 쪽은 릴랙스 모드가 되고, 단백질을 많이 섭취한 쪽은 전투 모드가 되는 사례도 소개되었다.

영국 미들섹스 대학의 폴 크래인튼 박사는 "음식은 체중을 좌우할 뿐만 아니라 뇌에도 영향을 끼쳐 우리들의 감정을 바꾸기도 한다"고 결론을 내렸다.

이 두 가지 실험은 다이어트를 할 때 음식을 극단적으로 제한하면 감정에 변화가 일어난다는 사실을 증명해 주고 있다. 소량의 초콜릿이나 케이크, 과자는 오히려 다이어트를 계속할 수 있도록 도와준다는 것도 사실이다.

결코 즐겁지만은 않은 다이어트 기간 동안 감정의 콘트롤은 매우 중요하다. 인간이 가지고 있는 미각, 즉 단맛, 매운맛, 쓴맛, 짠맛, 신맛을 골고루 적당량 뇌에 전달할 수 있도록 식생활을 다시 한 번 재점검해 보자.

단백질 과잉섭취가 초래하는 위험성

사실 여성 호르몬이 중요하다는 관점에서 바라봐도 당은 필요하다. 여성 호르몬의 원료는 콜레스테롤이기 때문에 이것만 생각한다면, 단백질과 지방질을 섭취하고 있으니까 당질 제한을 해도 문제가 없다고 생각할 수 있겠지만, 이들도 과잉섭취는 위험을 초래한다.

단백질의 대사물질인 요소尿素(소변 속에 포함된 유기 화합물)가 몸에서 잘 배출되기 위해서는 많은 수분이 필요하다. 단백질의 과잉섭취로 인해 요소가 제대로 배출되지 않으면, 요산으로 바뀌어 통풍(요산성 관절염)을 일으킨다. 당질 제한 다이어트를 장기간 계속하면 통풍에 걸릴 확률이 높은 것은 이런 이유 때문이다.

그리고 단백질 과잉섭취는 칼슘 부족도 초래한다. 요소가 몸에서 배출될 때 다량의 물과 함께 체내의 칼슘도 배출되기 때문이다. 또 다량의 단백질 섭취로 급격하게 산성으로 기운 몸을 중화시키기 위해서도 칼슘이 다량 사용된다.

여성 호르몬은 뼈에서 칼슘이 빠져나가는 것을 억제하는 작용을 한다. 나이가 들면서 여성 호르몬이 줄고 뼈에서 칼슘이 빠져나가 골다공증이 될 위험이 높은 여자들이 단백질 과잉섭취로 인해 칼슘을 더 이상 빼앗겨서는 안 된다.

단백질 섭취든 탄수화물 섭취든 적당량의 균형 있는 섭취가 가장 중요하다. 우리의 몸은 늘 상황에 따라 변화한다는 사실을 기억해 두기 바란다.

미국인들이 비만이 될 수밖에 없는 이유

나는 1993년 36세 때 하와이에서 출산을 하고, 캘리포니아와 도쿄를 오가며 생활했다. 미국과 일본, 두 나라의 어린이집과 유치원을 경험하면서 오랫동안 미국이 세계 1위의 비만국인 원인을 체험할 수 있었다.

다이어트의 선진국이라 할 수 있는 미국의 비만율은 놀랍게도 31.8퍼센트이다. 미국에서 이런 다이어트가 유행하고 있다, 이런 건강보조식품이 인기가 있다고 목소리 높여 부르짖어 봤자, 그런 미국에서 3명 중 1명은 비만이라는 사실이 흥미롭다. 그런데 여기서 '비만'이라는 것은 BMI 30 이상일 경우를 말하는 것이다. BMI 25 이상은 과체중인 뚱뚱한 상태이니, 실제로는 미국 국민의 반 이상이 뚱뚱한 상태이다.

나는 미국인의 유아기, 소년기의 식생활에 그 원인이 있다고 생각한다. 일반적으로 미국인은 같은 음식을 반복해서 먹고, 식재료도 너무나 단순하다.

미국의 아이들은 아침은 시리얼, 점심 도시락은 매일 피넛버터 샌드위치(빵에 땅콩 버터를 바른 것)다. 가끔 사과나 바나나를 함께 먹을 때도 있긴 하지만 거의 매일 같은 식단이다. 우리 아이가 어렸을 때, 영양 밸런스를 생각해 도시락을 싸주려고 할 때면 다른 부모들이 싫어하는 눈치를 보였다.

밤에는 피자, 마카로니 치즈, 햄버거, 타코의 반복이다. 좀 차려 먹는다 싶어도 많은 수고를 들일 필요가 없는 바베큐. 일본이나 한국의 바베큐가 아닌, 같은 고기를 구워서 빵과 빵 사이에 끼워 만드는 큼직한 햄버거가 미국의 바베큐 스타일이다. 야채는 감자, 옥수수, 당근, 브로컬리 정도. 어른이 되어 외국 생활을 한다든지, 돈을 벌어 뉴욕에서 글로벌한 생활을 한다든지 특수한 상황에 놓여 있는 사람들 이외에 미국에 사는 대부분의 평범한 사람들은 이제까지 경험하지 않은 음식에 도전하려는 마음 자체가 없는 것 같았다.

내 친구 중에 중서부 출신으로 뉴욕 월스트리트에서 근무하고 있는 잘생긴 증권맨이 있다. 중국 음식점에서 식사를 했을 때의 일이다. 일본인들은 각자 주문한 요리를 나누어 먹으며 새로운 맛에 도전하고 즐거워하는데, 그는 혼자서 자기가 주문한 요리 하나만 접시에 담아 먹었고 다른 사람들과는 공유하지 않았다.

어린 시절의 영양, 갖가지 식생활 환경, 음식에 대한 지식은 그 사람의 인생을 결정한다. 단순히 칼로리 과잉의 관점이 아니라 빈약하고 한쪽으로 영양이 치우친 채 반복되는 식사, 음식에 대한 무지함이 비만 체질의 근본이 되는 것 같다.

원 푸드 다이어트,
살 빠지기 전에 알레르기가 된다

어떤 특정 식품을 섭취만 하면 다이어트에 성공할 수 있다고 생각하는 사람은 없을 것이다. 다이어트는 그렇게 간단하지 않다. 하지만 이런 당연한 상식조차도 붐 앞에서는 소용없는 일이 된다.

가게 앞에 진열되어 소비자의 눈길을 끌던 바나나와 토마토 주스가 하루아침에 사라진 일은 아직도 기억에 생생하다.

'매일 아침 바나나 다이어트', '3일간 사과 다이어트', '밤에 하는 토마토 다이어트', '곤약 다이어트', '삶은 계란 다이어트', '두부 다이어트'……. 또 어떤 특정 음료를 마시면 살이 빠진다는 '차 다이어트'도 있었다.

원 푸드 다이어트 붐이 일었던 배경에는 한 TV 프로그램의 영향
도 있다. 1996년부터 2007년까지 후지TV에서 매주 일요일 밤 9시
부터 방송된 인기 프로그램 '발굴! 있다 있어 대사전'이 그것이다.

경기가 침체되고 계속되는 불황에 사람들은 대박 신드롬에서 벗
어나 건강, 미용과 같은 현실적인 문제로 관심을 돌리기 시작했다.
이 프로그램은 생활정보를 과학적으로 접근하는 방송으로 다이어트
에 대해서도 수없이 다루었다.

일요일 밤 '토마토가 좋다!'고 방송에 나오면 월요일에는 토마토
가 불티나게 팔리는 등 방송된 테마가 사람들의 소비행동을 좌지우
지할 정도로 그 파워는 대단했다. 한편으론 엄청난 영향력이 있었던
만큼 부작용도 있었다. '두부 간수 다이어트' 방송이 나가고 나서 따
라했던 사람들이 설사 등의 증상을 호소해 후생노동성으로부터 경
고를 받은 적도 있다.

두부 다이어트를 테마로 하는데 방송의 재미를 더하기 위해 검증
되지 않은 방법을 방송에 내보낸 일이 발각되어, 이후 프로그램은 중
단되었다. 10년간 이 프로그램에서 다룬 다이어트 식재료의 수는 나
열할 수 없을 정도로 많다.

여기에서는 수많은 원 푸드 다이어트 중에서 특히 기억에 남을 만

큼 임팩트가 강했던 3가지 다이어트를 가지고 진위를 조사해 보려고 한다.

'아침에 바나나'가 라이프 스타일을 개선?

『아침에 하는 바나나 다이어트』저자인 하마치는 식사요법과 운동요법 등의 많은 다이어트를 시도해 실패를 반복했지만, 결혼 후 약사인 아내가 추천한 '아침에 하는 바나나 다이어트'로 13킬로그램 체중 감량에 성공했다.

이 체험을 다른 사람들에게도 알려주고 싶어서 2006년 7월 SNS인 믹시mixi에 '아침에 하는 바나나 다이어트' 커뮤니티를 개설한다. 이후 점점 이슈가 되어 2008년에는 니혼TV의 프로그램 '오모잇끼리'(과감하게)에 소개되자 순식간에 인지도가 높아졌다.

그리고 오페라 가수이자 방송인인 모리 쿠미코가 '운동은 하지 않는다', '먹고 싶은 것은 참지 않고 먹는다', '요요 현상이 없다'를 조건으로 도전해 주목을 끌었다. 책은 30만 부를 돌파하고, 일본 전역에 바나나가 품절되는 괴이한 현상이 벌어졌다.

현재 '아침에 하는 바나나 다이어트'의 공식 사이트를 보면 영어,

중국어, 한국어, 독일어, 스페인어, 포르투갈어로 번역돼 있다. 전 세계가 살 빼고 싶은 사람들로 넘쳐나고 있는 현장을 볼 수 있다.

'아침에 하는 바나나 다이어트'의 3가지 컨셉은 아주 매력적이다. '식사량을 제한하지 않는다', '돈을 들이지 않는다', '시간을 들이지 않는다'로 정리되는데, 다이어트 방법은 다음과 같이 극히 단순하다.

❶ 아침식사를 전부 바나나로 바꾸고, 물을 마신다(바나나는 개수 제한 없이 원하는 대로).

❷ 바나나를 아무리 먹어도 공복을 느낀다면, 바나나를 먹고 30분 후라면 무엇을 먹어도 좋다.

❸ 점심은 무엇을 먹든 좋다.

❹ 3시에 간식을 먹어도 좋다.

❺ 운동은 하고 싶을 때만 한다.

❻ 저녁은 일찍 먹는다(늦어도 밤 8시 전, 야식은 안 됨).

❼ 잠은 일찍 잔다(밤 12시 전).

저자는 비만의 가장 큰 원인을 칼로리 오버(섭취 칼로리가 소비 칼로리를 넘어서는 것)가 아니라, 노폐물이 제대로 배출되지 않는 것에 있다고 본다. 그리고 그것을 해결하는 방법은 과일이 가지고 있는 효소를 잘 이용하는 것이라고 말한다. 바나나를 추천하는 이유는 가장 흔하고 값이 싸면서 배도 든든한 과일이기 때문이다.

사실 일리 있는 말이긴 하다. 과일만큼 맛과 가격이 정비례하는 식품도 없다. 보통 맛있는 과일은 가격이 비싸다. 바나나는 맛, 가격, 포만감까지 나무랄 데가 없는 과일로 탁월한 선택이다.

게다가 금기사항이 많은 다이어트 방법들 틈에서 "바나나를 먹기만 한다면 그 외에는 무엇을 해도 좋다"고 주장하니 매력이 아닐 수 없다. '무리하지 않고 계속 실천 가능한 방법'(저자는 10년을 실천하고 있다고 한다)에 포인트를 두고 있는 점이 매력적이다.

이 다이어트가 다른 다이어트와 달리 또 하나 획기적인 점은 TV를 통해서가 아닌 SNS를 통해 퍼져 나갔다는 점이다. SNS는 서로 정보를 교환할 수 있는 특징이 있기 때문에 체험자가 자신의 체험 데이터를 소개하거나 방법을 개선해 갔고, 이로써 커뮤니티가 널리 알려지게 된 것이다. 교류 사이트에서 멤버나 저자로부터 바나나를 먹는 법 이외에도 생활을 개선하기 위한 지식이라든지 힌트를 배워갈 수 있다. 다이어트 성공의 가장 중요한 포인트라고 할 수 있다.

처음부터 생활습관을 일제히 바꾸는 것이 아니라, 바나나를 먹어가며 이렇게 해보면 어떨까, 좀더 식사의 질에 신경 써 보면 어떨까, 점심식사의 양을 좀 줄이면 어떨까, 새로운 것에 도전해 봐 등 어드바이스를 하고 그것을 실행에 옮겼을 때는 "대단해", "해냈구나", "수고했어"라는 칭찬과 격려를 받는다. 이런 점이 이 다이어트의 키 포인트라고 할 수 있다.

다이어트는 너무도 고독한 싸움이기 때문에 같은 목표를 가진 동지가 있고, 서로 격려하고 좋은 정보를 주고받을 수 있다는 것은 다이어트 성공의 큰 요인임에 틀림없다.

영양학적으로 바나나가 다이어트에 효과가 있는지 어떤지는 아직 분명하지 않지만, 바나나라는 매개체를 통해 지금까지와는 다른 생활습관을 시작하는 계기로 만드는 것도 나쁘지는 않을 것 같다.

초콜릿 다이어트로 혈당치가 급상승?

미용의 강적이었던 초콜릿이나 코코아가 다이어트의 동지로 대우를 받은 때가 2005년 즈음이다. 조금은 억지스러운 이론이다.

❶ 식사 전에 카카오 70퍼센트 이상의 초콜릿을 먹으면 혈당치가 상승해 만복감을 느끼므로 자연히 식욕을 억제한다.
❷ 카카오, 폴리페놀이 기초대사를 올린다.

❸ 카카오에 다량 함유된 식이섬유가 변비에 효과가 있다.

　보통의 초콜릿은 카카오 30~40퍼센트이지만, 다이어트에 좋다고 하는 초콜릿은 70퍼센트 이상이다. 이 카카오가 많이 함유된 초콜릿의 지방분 비율은 보통 초콜릿의 1.5배, 칼로리는 약 10퍼센트 높다. 그리고 국민생활센터의 조사에 의하면 카페인은 4배 정도인 것을 알 수 있다.

　국민생활센터는 초콜릿 다이어트의 붐이 일기 이전부터 "고칼로리, 고지방에 카페인도 많기 때문에 먹는 양에 주의"하라고 언급하고 있었다.

　혈당치의 급격한 상승은 안티에이징의 강적이다. 혈당치가 갑자기 올라가면 결과적으로 세포를 빨리 노화시켜 버린다. 억지스러운 논리 때문이었는지 초콜릿&코코아 다이어트의 붐은 진짜 일시적이었다.

　이 방법이 지속되지 않은 또 하나의 이유는 코코아 함량이 높은 초콜릿은 맛이 없기 때문이다.

　앞서 뇌와 당의 관계에 대해 소개한 것처럼, 나는 초콜릿이나 코코아를 다이어트에 효과가 있는 식품으로 인정하고 추천도 한다. 맛있는 초콜릿을 조금 먹어주면 뇌가 만족하고 행복감을 느끼기 때문이다. 뇌와 위가 만족하면 다이어트와는 떼려야 뗄 수 없는 '식사량'을 줄일 수 있다. 다만 조금 먹으려다가 지나치게 많이 먹게 되는 경우가 생기지 않도록 신경 써야 할 것이다.

지발성 음식 알레르기를 조심하라

TV 방송에서 '아침에 하는 바나나 다이어트'에 도전해 살을 뺐다고 보도되었던 모리 쿠미코도 그 후 살을 빼기 전의 원상태로 돌아갔다고 한다. 역시 아침에 바나나를 먹으면 살이 빠진다고 하는 논리에 대해서는 검증이 더 필요한 것 같다.

바나나, 사과, 곤약, 토마토, 계란은 영양학적으로는 각각 좋은 점이 있지만 그것 한 가지만 먹는다는 것은 문제가 있을 듯하다. 같은 음식을 다량 계속해서 섭취하면 이후에 지발성 음식 알레르기의 큰 요인이 될 수 있기 때문이다(즉시 몸에 나타나는 알레르기와 달리 음식물 섭취 후 몇 시간, 몇 주, 몇 달 후에 증상이 나타나는 경우를 말한다).

예를 들어 꽃가루 알레르기를 보자. 일본인이라면 매년 고통을 겪는 꽃가루 알레르기는 현재 국민 전체가 앓고 있는 병이라 해도 과언이 아니다. 2월이 지나면 거리에는 반 이상의 행인이 마스크를 착용하고 있는데, 알레르기의 원인은 체내에 과도한 양의 꽃가루가 들어갔기 때문이다.

건강에 좋다고 하는 식품도 같은 맥락에서 볼 수 있다. 나 또한 실제로 경험한 사실이다. 리코펜이 풍부한 토마토를 수개월간 아침저녁으로 계속 먹었더니, 왠지 장을 비롯해 몸 상태가 안 좋아져 토마토를 끊자 좋아진 기억이 있다.

그것은 틀림없는 알레르기 증상의 징조이다. 음식 알레르기는 두드러기나 가려움증으로 바로 피부에 나타나기도 하지만, 섭취하고 나서 6~24시간 후에 천천히 염증을 일으키는 타입도 있다. 이런 경우가 지발성 음식 알레르기다. 바로 증상이 나타나지 않고 아주 천천히 몸 속에서 염증이 진행된다. 더군다나 눈에 보이는 증상이 없기 때문에 계속해서 그 음식을 섭취하게 되어, 나중에는 컨디션 난조와 병증이 되어 증상으로 나타난다.

게다가 세포의 염증은 세포 자체의 노화로도 이어진다.

지발성 음식 알레르기의 원인은 같은 식재료를 습관적으로 다량 섭취하는 것이다. 옥수수를 다량 섭취하는 미국에서는 옥수수 알레르기, 하와이에서는 파파야 알레르기, 북유럽에서는 청어 알레르기가 있다고 알려져 있다.

각각의 식재료를 어느 정도 먹어야 알레르기 반응을 일으키는지는 개인차가 있지만, 영양가가 높고 일반적으로 건강에 좋다고 하는 식재료라도 도를 넘으면 알레르기의 원인이 될 수 있다.

다만 알레르기를 일으킨 식품이라도 일단 끊었다가 어느 정도 시간이 흐른 뒤에 다른 식품과 함께 골고루 섭취하면 괜찮다고 한다. 나의 경우에도 일정 기간을 두고 토마토를 다른 식품과 함께 밸런스 있게 먹었더니, 더 이상 알레르기 증상은 나타나지 않았다.

현재 지발성 알레르기의 원인으로 가장 흔하게 볼 수 있는 식품이 요구르트다. 매일 아침 요구르트를 먹고 있는 여성도 많이 있을 것이다. 장 건강을 위해 시작한 일이 너무 많이 섭취함으로써 건강을 해치게 된다면 시작하지 않은 것보다 못한 일이 된다.

계란 다이어트를 실천하고 있던 내 친구는 매일 6개씩 찐 계란을 먹은 결과, 콜레스테롤 수치 급상승과 몸에 두드러기 현상이 나타났다. 여성 호르몬의 원료는 콜레스테롤인데, 이 수치는 낮아도 문제지만 너무 높아도 문제다.

원 푸드 다이어트는 실천하기는 쉬운 반면 건강을 해칠 염려가 크다. 이를 피하기 위해서는 전체 식사의 밸런스를 생각해야 한다. 즉 바나나 이외에, 사과 이외에, 계란 이외에 무엇을 먹느냐가 포인트다.

악마가 천사로? 카페인의 숨겨진 효과

"장수의 비결? 커피를 많이 마시고, 섹스를 많이 할 것!"

1인당 국민소득은 미국의 5분의 1 정도인데 평균수명은 79세로 미국보다 높은 경이로운 장수국가 쿠바의 아저씨들은 건강의 비결을 묻는 인터뷰에 밝은 표정으로 대답했다.

커피에 많이 함유되어 있는 카페인은 교감신경을 자극해 기초대사를 높이고 다이어트 효과를 발휘함과 동시에 이뇨 작용, 혈관 확장 작용, 위산 분비의 촉진 작용이 있다는 데이터가 있다. 최근에는 암 예방 작용이 있다는 발표로도 주목을 끌고 있다.

하지만 얼마 전까지만 해도 어떠했는가.

카페인은 오랫동안 미용과 건강의 강적으로서 피해야 하는 넘버 원 성분이 아니었던가? 불과 얼마 전의 잡지만 봐도 알 수 있다.

이렇듯 영양학이나 건강 정보는 그때그때 다르다.

나도 다이어트 역사를 공부하면서 어떤 때에는 붐을 이루었던 수많은 다이어트 이론이 지금은 통용되지 않는다는 사실에 많이 놀랐다. 지방은 안 된다, 탄수화물은 안 된다, 동물성 단백질은 안 된다 같은 류의 이론을 곧이곧대로 믿고 장기간에 걸쳐 실천했다면 지금쯤 엄청난 일이 벌어졌을지도 모른다.

앞서 살폈듯이 영양학적으로 더할 나위 없이 훌륭하다고 하는 식품도 과잉섭취할 경우 해가 된다. 즉, 100퍼센트 좋은 음식도 100퍼센트 나쁜 음식도 존재하지 않는다. 균형 있는 식습관의 생활화가 '나이스 보디nice body'의 가장 빠른 지름길이라고 할 수 있다.

그나저나 쿠바의 아저씨들이 추천하는 섹스는 어떨까.

여성 호르몬을 자극해 기초대사를 높이고 행복감을 채워 식욕증진 호르몬의 분비를 억제해 준다. 또, 알몸이 되는 것은 피부와 뇌에 자극을 주어 탄력 있는 몸으로 만들어 준다. 다이어트에도 제법 효과가 있다.

단식 후의 흡수력,
가벼이 여길 일이 아니다

　　단식斷食은 아주 먼 옛날부터 종교수행의 하나로 행해져 왔다. 내장을 쉬게 해서 몸 안의 독을 없애는 것을 목적으로 한 건강요법으로서 주목받기 시작한 것은 2000년대 초반이다.

　　파스팅fasting 다이어트는 2003년에 출판된 이시하라 신타로의 저서 『황혼이 있기에 더 아름다운 인생』에서 나온 건강법의 하나로, 이즈伊豆에 있는 의사 밑에서 단식을 하고 있다는 내용이 있어 관심을 끌었다.

　　현재는 도쿄도 내에서나 교외 호텔에서 하는 '쁘띠 단식', '주말 단식'이란 이름의 패키지 다이어트가 인기다. 내용을 보면 호텔에 묵으며 주스만 마시는 것인데, 스파에서 수영을 하거나 트리트먼트를 하는 등 정신적으로는 릴랙스하면서도 패키지의 바쁜 스케줄 때문에 공복의 고통을 느낄 새도 없이 시간이 흘러간다고 한다.

단식의 경험 후에는 지금까지 당연하다고 생각했던 염분이나 당분 등을 확실히 느낄 만큼 미각이 돌아오고, 음식을 씹는 질감도 신선하게 느껴진다고 한다. 자신의 일상을 돌아보는 계기가 되었다고 하는 사람들도 많다.

절식으로 인한 반동은 살을 찌운다

2013년 7월 17일 두바이 정부는 '체중은 금'이라는 캠페인을 발표했다. 라마단(이슬람력으로 아홉 번째 달) 기간 중에는 금식이 행해지는데, 이 기간 중에 2킬로그램 이상 감량한 사람에게는 감량체중 1킬로그램당 금 1그램을 선물한다는 내용의 다이어트 장려 캠페인이다.

단식을 하면, 그 후에 반동으로 과식을 하는 경우가 많다. 굶은 상태였던 몸은 음식이 들어오기를 만반의 준비로 기다리고 있는 상태이기 때문이다. 라마단 기간의 금식은 해가 뜰 때부터 해가 질 때까지만 행해지기 때문에 이 기간 중에 살찌는 사람이 급증하는 것이다.

참 아이러니한 이야기다. '체중은 금' 캠페인은 체중 증가가 국가적 문제가 되어 이 문제를 해결하는 수단으로 생각해 낸 것이다.

단식 다이어트도 마찬가지다. '주말단식'이라고 하니까 가벼운 마음으로 절식을 시도하는 다이어트가 유행하고 있다. 먹지 않으니까 당연히 그 시간만큼은 체중이 감소한다. 하지만 문제는 일상생활로 돌아갔을 때다. 미음, 죽부터 시작해 서서히 평소에 먹던 식단으로 돌아가긴 하지만 절식으로 예민해진 미각이나 식욕은 예전과 비교해 아주 민감해져서 예전보다 훨씬 음식이 맛있게 느껴지고 식욕이 왕성해지는 패턴에 빠지기 쉽다.

물론 단식할 당시는 살이 빠지지만, 단식 후 식생활이 단식 전과 같다면 다이어트는 성공할 수 없다. 즉, 일시적 단식만으로 살을 뺄 수는 없다. 오히려 일시적 단식 후에는 몸이 음식의 흡수능력을 높여 더 살이 찔 가능성이 높다.

인터넷에는 단식의 효과만이 주로 나열되어 있지만, 단식의 모든 것이 100퍼센트 좋다고만 할 수는 없다. 장시간 음식을 섭취하지 않기 때문에 내장을 쉬게 할 수는 있지만, 몸속 하나하나의 세포는 영양실조 상태에 놓여 세포 노화를 촉진시킬 위험성도 있다.

또 '단식을 하면 숙변이 나온다'는 말도 있지만, 의학적으로 숙변이란 존재하지 않는다.

단식용 효소나 파스팅 마이스터fasting meister 검증 시험 등 이 분야는 비즈니스도 다양하다. 그러나 본래 단식은 의료행위에 가깝기 때문에 가볍게만 생각지 말고 신중을 기해야 한다.

현재 일본에서 유행하고 있는 단식은 정신수행에는 도움이 되겠지만, 다이어트에는 도움이 안 된다. 다만 식생활과 라이프 스타일에 변화를 줄 수 있는 계기로 삼는다면 좋은 경험임에는 틀림없다.

공복은 양질의 수면을 방해한다

위胃의 근육층에는 스스로 수축 리듬을 조절하는 페이스메이커pace-maker 기능이 있다. 음식이 들어갈 때뿐만 아니라, 식사가 끝나고 위가 모든 소화물질을 십이지장에 보내고 70~80분 후 위는 식후보다도 강하게 수축을 시작한다. 위장 속을 깨끗하게 청소하는 기능을 발휘하는 것이다.

위는 자고 있는 동안에도 반복해서 위를 완전히 청소해, 아침에 변을 보도록 유도함으로써 위장의 작동을 정비한다. 그런데 자기 직전에 식사를 하면 위가 강한 수축을 하지 못해, 청소 기능이 작동하지 않아 위가 더부룩하고 변비로 이어진다. 또 깊은 수면 또한 취할 수 없다.

얕은 수면은 다이어트에도 건강에도 최악이다.

깊은 잠에 빠지는 논렘non-RAM 수면 상태에서는 뇌가 휴식을 취하고, 얕은 잠인 렘RAM 수면 상태에서는 몸과 내장이 휴식을 취한다. 또 피로물질을 제거해 뇌하수체로부터 수면 중에 분비되는 성장 호르몬이 근육을 복원하거나 보수하기도 한다.

사실 너무 배가 고파도 잠이 안 온다. 먹고 바로 자는 것도 문제가 있지만, 다이어트 때문에 저녁식사를 너무 가볍게 먹어도 배가 고파 잠이 안 올 수 있다. 아침에 많이 먹고 저녁에 지나치게 간단히 먹는 식생활은 칼로리 소비 측면에서는 이상적이지만, 양질의 수면을 위해서라면 무리가 따를 수 있다.

숙면을 취하지 못하면 스트레스가 쌓이고, 스트레스는 폭식으로 이어져 수주간의 다이어트 노력이 일순간에 무너질 수도 있다. 이처럼 세상사란 상반되는 측면이 공존하는 경우가 적지 않다. 지혜롭고 신중한 대처가 필요하다.

또 성호르몬이라는 관점에서도, 질 좋은 수면은 아주 중요하다. 게다가 우리가 자고 있는 동안에 분비되는 성장 호르몬은 체내에서 뼈나 연골 등의 성장, 지방 분해, 단백질 합성을 촉진시키는 작용을 하기 때문에 건강과 직결된다.

남성의 경우 수면 중 무호흡 증후군으로 수면의 질이 떨어지면 성장 호르몬 분비가 안 되어, 발기부전이 될 가능성도 매우 크다. 여성의 경우 뇌가 여성 호르몬 분비를 조정하는 피드백 기능을 갖추고 있지만, 수면 부족으로 뇌의 기능이 저하되면 호르몬 분비에 혼란을 일으켜 제대로 기능 작동을 못한다.

　균형 잡힌 세 끼 식사의 관점에서는 식사 후 공복 시간이 가장 긴 저녁식사를 볼륨 있게 먹기를 권한다. 다만 어쩔 수 없이 자기 직전에 저녁식사를 해야 하는 경우가 있다면, 소량으로 식사를 하고 오후에 미리 영양가 높은 간식을 먹어두도록 하자.

몸이 스스로 디톡스하면
약은 필요없다

　　지금까지 대변, 소변, 땀을 배출시키는 다이어
트법은 정기적으로 유행을 반복해 왔다.

　　특히 미국보다 10년이나 뒤진 2003년 일본 안티에이징 의학회
Japanese Society of Anti-Aging Medicine가 발족되었다. '해독(디톡스)'이
라는 말은 그때부터 주목받기 시작했다.

　　예방의학에서는 좋은 것을 플러스한다는 개념과 나쁜 것을 마이
너스한다는 개념이 있다. 후자의 대표적 의료 행위에는 '킬레이트와
소변'이 있다. 중금속과 결합하는 킬레이트제를 주사해 몸속에 있는
중금속을 소변과 함께 배설시키는 것이다(효과에 관한 의학적 데이터는

아직 확실하지 않다). 대변과 소변으로는 95퍼센트, 땀으로는 3퍼센트의 디톡스 기능이 있다고 한다. 대변, 소변, 땀의 배출에 의해 다이어트, 미용, 건강에 효과를 볼 수 있다고 생각하는 것인데, 특히나 변비는 다이어트에 있어서 천적이다.

변비가 다이어트에 미치는 영향

'변비 = 살이 찐다'는 인과관계가 반드시 성립하는 것은 아니다. 하지만 변비가 다방면으로 다이어트 실패의 원인이 되는 것은 사실이다. 변비는 대변이 장내에 오랜 시간 머물러 있는 상태일 때 생긴다. 보통은 필요한 양의 영양분만 흡수하면 되는데, 장내에 오랫동안 머물러 있게 되므로 불필요한 영양분까지 흡수하게 된다. 다시 말하면, 필요 이상으로 칼로리 흡수가 된다는 뜻도 된다. 또 그로 인해 신진대사도 원활하지 못하다.

이런 이유로 지금까지 변을 배출해 살을 뺀다고 하는 다이어트 방법이 등장했던 것이다. 대부분은 설사를 하도록 유도하는 다이어트 약이나 차茶를 사용해서 변을 보게 하는 방법이었다.

변비약의 대표주자는 역시 '코락쿠'다. 현재 코락쿠는 증상별로 여섯 종류나 나와 있다. 또 건강차라 불리며 설사 작용으로 강력한 효과가 있는 '센나차', 한방漢方 변비약으로 인기 있는 '콧코아포'는 30년 역사를 자랑한다.

이외에 일반인에게는 생소했던 무명의 제조사 사장이 일본의 고액 납세자 1위로 등극할 정도로 어마어마한 매출을 올려 전국을 놀라게 했던 '슬림도칸slimdokan'이 있다. 지방 흡수를 방해하고 먹은 음식을 남김없이 배출시킨다는 광고 문구로 '보우스BOWS'라는 다이어트 식품이 2000년 초반에 유행한 적도 있다(과대광고에 효과의 근거가 없다는 이유로 공정거래위원회로부터 클레임이 있었다). 이것도 4년간 105억 엔의 매출을 올렸다고 하니 다이어트 비즈니스는 역시 대단한 것 같다.

1990년대 후반부터 2000년대 초반까지는 연예인이나 모델들이 하는 방법이라고 해서 '장 세척'도 화제가 되었다.

변비약 다이어트는 수분만 빼앗길 뿐

변비약을 사용하면 변을 배출하기 때문에 체중이 주는 것은 사실이다. 하지만 이때 줄어드는 것은 체지방이 아니라 수분이다. 변은 원래 대부분이 수분으로 구성되어 있기는 하지만, 변비약은 특히 수분량을 늘려서 변 배출이 되도록 도와준다.

변비약을 장기간 사용하는 경우 다음과 같은 무서운 결과를 초래할 수도 있다.

❶ 무리하게 장의 연동운동을 촉진시켜 장이 상처를 입어 출혈이 생길 수 있다.

❷ 수분과 미네랄의 균형이 깨져, 몸이 수분을 필요로 하기 때문에 이전보다 몸이 붓는다.

❸ 장의 활동을 촉진시키는 변비약이 없으면 변을 못 보게 되어, 변비약에 의존해야만 변을 보는 악순환에 빠진다.

또 안티에이징의 관점에서 보면 '노화=세포의 건조'이기 때문에 체내의 수분이 줄어든다는 것을 노화했다고 말해도 과언은 아니다. '변비로 인해 몸이 붓는 것을 막고 싶다 → 변비약 복용으로 급격하게 수분이 줄어든다 → 노화(세포의 건조) → 몸은 수분을 더 필요로 한다 → 몸이 붓는다'라는 악순환을 피해야 한다.

게다가 변비약에 의존하면, 점점 변비약의 양을 늘리게 되고 자력으로는 배변을 할 수 없게 된다.

붓이 된 다이어트의 진실과 거짓

숙변은 존재하지 않는다! 장 세척의 공포

고故 다이애나비, 마돈나 등이 하고 있다는 소문이 돌아 '장 세척'은 대단한 화제를 불러일으키기도 했다. 많은 여성지에서 장 세척에 도전하는 특집 기사도 실었다.

장 세척은 뜨거운 물이나 커피를 항문을 통해 장으로 천천히 주입해 장 속의 변을 남김없이 빼내는 것이다. 변비 해소는 물론 다이어트나 피부에 효과가 있다고 강조했다.

장은 아주 긴 장기인데, 장 세척은 항문부터 직장直腸, 결장結腸, 충수(맹장 하부의 돌기) 주변까지 깨끗이 세척하는 방식이다. 구석구석 깨끗이 씻어낸다고 하면 생각만 해도 상쾌해지는 것 같다. 체지방이 빠지는 것은 아니지만 체중이 3~5킬로그램은 빠진다고 한다.

하지만 주의가 필요하다. 장 세척은 우리 몸에 아주 큰 부담을 준다. 무엇보다 자주 하면 배변 기능이 저하돼 자력으로는 배변이 안 될 리스크가 있다. 인공적으로 몸의 기능을 서포트하면 본래의 힘을 잃어버릴 위험이 늘 도사리고 있다는 사실을 외면해서는 안 된다.

예를 들어 남성 호르몬은 외부로부터 젤이나 주사로 늘릴 수도 있지만, 그렇게 되면 본래의 남성 호르몬을 만드는 고환이 자력으로 호르몬을 만들 필요가 없다고 판단해 위축되기 시작한다. 그리고 결국

엔 기능 저하를 일으킨다. 보정속옷도 지나치게 기능적이면 근육이 스스로 기능을 잃어 보정속옷을 착용하지 않으면 착용 전 체형보다 나빠지는 현상이 일어난다.

장 세척이라고 하면 숙변을 깨끗이 씻어내리는 이미지가 떠오르지만, 사실 처음부터 '숙변'이라는 개념에는 문제가 많다. 원래 장은 끊임없이 연동운동을 하고 있기 때문에 우리가 생각하는 것처럼 대변의 찌꺼기가 장벽에 붙어 있는 상태는 일어날 수 없다. 숙변을 제거하기 위해 특별한 뭔가를 애써 할 필요가 없는 것이다.

그리고 장 세척은 본래 의료행위다. 집에서도 할 수 있게 조립용 세트도 판매되고 있지만, 나는 추천하지 않는다.

다이어트에 있어서 변은 아주 중요한 포인트다. 나 또한 심한 변비 증세가 있어 변비약 코락쿠의 힘을 오랫동안 빌렸다. 하지만 36세 출산 후 지금까지 한 번도 변비는 없었다. 출산 후 집중해서 속 근육inner muscle을 강화하는 운동을 해, 장을 움직이는 근육을 단련했기 때문이라고 생각한다.

변을 잘 보기 위해서는 입에 들어가는 음식도 중요하지만, 먹으면 잘 배출되는 몸을 만드는 것도 중요한 포인트다. 변비약을 사용했을 때처럼 과하게 수분 배출이 되는 것이 아닌, 몸에 불필요한 것들을 배출해서 건강한 몸을 만드는 것이 중요하다.

인공은 위험하고 천연은 좋다?

"쇼코 씨, 이 건강식품은 화학제품은 전혀 들어 있지 않고, 완전히 자연식품이기 때문에 아무리 먹어도 안전해."

인텔리한 여성조차 너무도 자연스럽게 이런 말을 하는 사람이 많다.

그런데 '인공=나쁘다', '자연=좋다'라는 공식이 쉽게 성립될 정도로 세상은 그리 단순하지만은 않다.

자연독에 관한 한 일본에서는 1인자인 일본약과대학의 후나야마 신지 교수는 이렇게 말한다. "독은 인공독과 자연독으로 나눌 수 있는데, 자연독 쪽이 압도적으로 독성이 강하고 종류도 많다."

한 예로 그 무서운 청산가리조차 복어 독의 1000분의 1밖에 안 된다. 또 투구꽃은 강한 독성이 있다고 알려져 있는데, 그 독성의 근원인 알칼로이드(염기성 유기화합물)는 수선화나 수국의 잎에도 있다. 나팔꽃은 원래 약용식물로 일본에 들어왔는데, 씨는 변비약으로 사용되다가 지나치게 독해 현재는 사용되지 않는다.

독자 여러분도 인간이 인공적으로 만들어낸 것에 독이 있다는 말은 쉽게 납득이 갈 것이다. 하지만 미생물이나 식물, 곤충, 물고기 등의 자연물에 독이 있다는 것은 별로 생각해 본 적이 없을 것이다.

수억 종의 생물이 자연도태되어 가는 역사 속에 죽어간 것과 살아남는 것 사이의 경쟁이 있어왔다. 그 속에서 우리가 독이라고 칭하는 것을 가지고 있는 생물이 가지고 있지 않은 생물보다 살아남는 데 더 유리했을 것이다. 결과적으로 독을 가진 생물은 남게 되었고, 자연계에는 인간에게 유해한 물질을 가진 생물이 아주 많이 존재하게 되었다.

인공, 자연과 상관없이 독과 약은 늘 표리일체表裏一體다. 사용법이나 사용량에 의해 결과가 달라질 뿐이다.

천연성분이라 다이어트에 효과가 있다는 광고 문구만 보고 차나 건강식품을 의심 없이 믿었다가는 돌이킬 수 없는 일을 초래할 수도 있다. 특히 이뇨 작용이나 대변의 배설을 촉진시키는 제품을 장기간 사용한 결과 사망한 예도 있었음을 기억하라.

수분 배출이
반드시 정답일 수 없다

2011년 8월 NHK에서 방송한 '타메시떼갓
떼'(시험해 봐, 오케이)에서는 다음과 같은 3가지 방법으로 아랫배와
허벅지 다이어트에 도전하고 있었다.

❶ 정성 들인 온욕
❷ 아로마 오일 마사지
❸ 고주파 기계

실제로 단 한 번의 도전으로 아랫배가 3~4센티미터 줄고, 허벅지

는 1~2센티미터 줄어 사이즈 다운에 성공했다. 하지만 이유는 몸의
수분이 줄었기 때문이었다. 체지방은 거의 변화가 없었다.

　프로그램에서는 시술만으로 혈류가 좋아지고 붓기가 빠져 1~2킬
로그램의 수분이 땀으로 배출됐기 때문에 일시적으로 사이즈가 줄
었다는 사실을 밝히고 있었다. 그렇기 때문에 3가지 방법으로 효과
를 본 직후, 시원한 맥주를 한잔 기분 좋게 들이키면 지금까지의 피
나는 노력은 도루묵이 되어 버린다.

　이와 똑같은 방법으로 이뇨제를 사용한 다이어트가 있다. 많은 양
의 소변을 배출해 살을 빼는 다이어트 방법인데, 체내의 수분이 일시
적으로 다량 배출되기 때문에 마치 살이 빠진 것 같은 환상에 빠져
크게 유행한 적이 있다.

　이뇨제라면 붓기를 없애고 혈압을 낮추는 약으로 예나 지금이나
'라식스lasix'가 유명하다. 20년 전에는 누구나 약국에서 살 수 있는
약이었기 때문에 나도 다이어트 목적으로 복용한 적이 있다.

　여성은 만 25세가 지나면 현저하지는 않아도 여성 호르몬이 줄기
시작해, 신진대사 기능이 떨어지고 살이 찌기 쉬워진다. 나도 30세
이후부터 아무리 운동을 해도 예전 체중으로 되돌릴 수가 없어 복용
했던 적이 있다. 무엇을 계기로 이뇨제를 복용했는지 지금은 기억이
나지 않지만, 복용 후 얼굴이 3분의 2 크기로 작아진 것 같은 느낌이

붓이 된 다이어트의 진실과 거짓

들었던 게 기억난다. 당연히 이뇨제를 끊자 곧바로 체중도 얼굴 크기도 이전으로 되돌아갔다.

　그 당시에는 나이와 호르몬에 관한 지식이 전혀 없는 상태였기 때문에 이뇨제 중독에 빠져들 위험도 있었다. 호르몬에 관해 공부를 하고 난 지금, 그때 중독까지 가지 않고 끝났던 것이 얼마나 다행스러운지 내심 가슴을 쓸어내리곤 한다.

　이제 이런 종류의 약은 처방전 없이는 약국에서 살 수 없지만, 실제론 인터넷에서 손쉽게 개인이 구입할 수 있는 시대가 되었다. 게다가 통신판매 등의 채널로는 아직 구입할 수 있는 듯하다.

　이뇨제를 다이어트 목적으로 사용할 경우 다음과 같은 위험이 있다.

❶ 점차 몸은 미네랄 균형이 깨지고, 칼륨 결핍 상태가 된다.
❷ 계속해서 사용하면, 지금까지 배출되던 수분이 오히려 배출이 안 되면서 몸이 붓는다.
❸ 근육 운동에 지장을 줄 정도로 권태감에 빠진다.
❹ 신경 전달 기능이 저하된다.
❺ 배변 기능이 저하된다.

이뇨제를 장기간 복용하면 남성은 가슴이 커지기도 하고(그런 이유로 사용하는 남성도 있지만), 여성은 생리불순을 일으키기도 한다.

또 이뇨제가 아니더라도 이뇨 작용이 있는 음식을 섭취함으로써 다이어트 효과를 기대하는 것도 난센스다. 몸의 순환을 좋게 한다는 것은 건강에 좋은 일이지만, 그렇다고 체지방이 빠지는 것은 아니기 때문이다.

해외에서 판매되는 다이어트 약이나 보조식품을 구입할 때도 이뇨제가 들어 있을 가능성을 염두에 두고 살펴보지 않으면 안 된다. 조심해서 나쁠 건 하나도 없다.

땀의 디톡스
기능은 3%

많은 디톡스 다이어트법 중에서도 땀을 흘리는 다이어트법은 정신적 달성감이나 육체적 피로감 등으로 효과가 크게 느껴질 수 있다.

지금이야 피트니스 클럽에 가면 당연히 있는 사우나는 핀란드에서 시작되었다. 1936년 베를린 올림픽 때 핀란드 팀이 반입해 전 세계에 알려졌다. 일본에서는 1964년 도쿄 올림픽 선수촌에 사우나를 설치해 전국으로 퍼져갔다.

사우나를 비롯해 피트니스 클럽이나 찜질방 등에서 암반욕은 일반적인 일이 되었고, 2000년 이후 건강과 안티에이징 붐이 일면서 모델과 연예인을 중심으로 핫요가나 매일 하는 반신욕도 디톡스 다이어트의 주류가 되었다.

여기서 기억해야 할 것은 인간이 본래 가지고 있는 해독 기능은 75퍼센트가 대변, 20퍼센트가 소변 배출로 이뤄진다는 사실이다. 나머지 5퍼센트 중 1퍼센트는 머리카락, 1퍼센트는 손톱과 발톱, 그리고 나머지 3퍼센트가 땀으로 배출되는 것이다.

땀을 빼도 수분이 줄어들 뿐이다

사우나에서는 80~90도의 열기를 이용해 짧은 시간 안에 많은 양의 땀을 한꺼번에 배출할 수 있다. 또 암반욕은 실온 35~45도 전후로, 신체에 접하는 암반의 온도는 40~55도 전후로 해서 천천히 많은 양의 땀을 배출한다.

핫요가는 일명 수증기 사우나(실온 39도 전후, 습도 60퍼센트 전후) 내에서 요가를 하는 것이다. 원래 요가는 심신의 조화를 이루기 위한 종교적 수행의 하나이지만, 다이어트 목적으로도 활용하고 있다.

또 간단히 할 수 있는 해독방법으로 반신욕도 인기가 있다. 40도 정도의 그리 뜨겁지 않은 물에 20~30분 반신욕을 하는 것으로 땀을 내는 방식이다.

이러한 방법들은 혈액순환을 좋게 하고, 온도의 자극으로 스트레스 해소에도 도움이 되는 등 많은 장점들이 있다. 또 핫요가의 경우, 요가로 심신의 안정도 꾀하고 자신의 생활습관도 돌아보기 때문에 수증기 사우나가 더해지면 배로 효과를 높여주는 작용을 한다. 이것이 결과적으로 다이어트로 이어지는 효과가 있을 것이다.

그런데 이런 방법들이 성취감을 줄지는 몰라도 체중 감량의 내용을 보면, 줄어든 것은 수분이다. 지방을 태우는 것은 아니다. 체중이 1킬로그램 정도 빠진다 해도, 수분을 섭취하면 순식간에 원상태로 돌아간다.

또 과다한 땀의 배출로 인해 탈수 증상으로 쓰러져 구급차에 실려 갔다고 하는 사례도 빈번하다. 다이어트 중에는 수분 섭취를 자제하는 경향이 있는데, 조심하지 않으면 안 된다. 수분 섭취에 소홀한 과격한 다이어트는 만성적 탈수 상태를 초래하기 쉽다.

더군다나 혈액이 끈적끈적한 상태에서 사우나나 암반욕을 하면, 탈수 증상은 더욱 심각해져 뇌혈관이 좁아지면서 뇌경색의 위험이 있다. 예전에 가수 사이죠 히데키가 사우나에서 쓰러지는 사고가 있었다. 다이어트를 위해 격한 트레이닝 후 수분 섭취가 부족한 상태에서 사우나를 하다가 발작을 일으킨 것이다.

또 많은 양의 땀을 흘린 후에 수분 보충을 하지 않으면, 변이 딱딱해지거나 소변의 양이 줄어 디톡스 효과를 방해할 수도 있다. 충분한 수분 보충은 다이어트에서 필수라는 점을 잊어서는 안 된다.

다이어트보다는 냉증에 효과

몸을 따뜻하게 해서 땀을 내는 이러한 방법들은 다이어트보다는 냉증 치료나 미용에 효과가 있다.

맨발로 샌들을 신거나 어깨 노출이 되는 패션 등에 의해 현대 여성의 몸은 매우 차가워졌다. 30년 전 일본에서는 여름에도 스타킹을 신는 것이 당연했다. 하지만 해외에서 유입되는 정보가 점점 빨라지고, 동경하던 파리나 밀라노 여성이 맨발로 하이힐을 신는다는 것이 알려지자 맨발 문화는 순식간에 정착되었다.

하지만 사실 이것은 여름에도 에어컨이 필요 없는 유럽의 이야기다(최근에는 지구 온난화 현상으로 에어컨이 필요하다고 하지만). 한 가지 더 알아야 할 사실은 유럽인은 우리보다 평균 체온이 높다는 점이다.

일본은 사무실도 호텔도, 전철이나 버스 어디를 가도 에어컨 풀가동이다. 맨발이나 어깨를 노출하는 패션으로는 춥다고 느끼는 것이 당연하다. 그러는 사이 우리의 몸은 점점 저체온이 되어 갔다.

저체온은 보디블로(복부 가격)처럼 서서히 증상이 온다. 몸이 차가워지면 우선 자율신경이 저하되고, 호르몬 균형도 깨진다. 호르몬 균형이 무너지면 생리나 배란에 문제를 일으켜 임신에도 영향을 줄 수 있다.

냉증 예방의 관점에서 볼 때 몸을 따뜻하게 하는 핫요가나 반신욕을 꾸준히 하면, 신체의 기능도 좋아지고 신진대사가 좋은 몸이 된다. 즉 살이 잘 찌지 않는 체질로 바꿀 수 있다.

그러나 단시간에 많은 양의 땀을 흘리면 본인은 기분이 좋을 수도 있겠지만, 몸 자체는 부담이 크다. 식이요법과 운동을 병행하지 않으면 건강 다이어트의 효과는 기대할 수 없다.

또 무리한 방법으로 우리 몸에서 수분을 배출하면, 본래 우리 몸이 가지고 있는 기능을 저하시킬 우려가 있다. 체내의 급격한 변화는 호르몬 균형을 깨뜨리기 쉽다. 일부러 무리하게 배출시키는 것이 아니라 조금씩이라도 스스로의 힘으로 독소를 배출할 수 있는 몸을 만드는 것이 목표가 되어야 할 것이다.

그리고 '노화=건조'이다. 몸 속의 수분을 빼내면 건강해지고 예뻐진다는 오해는 착각일 뿐이다.

격한 운동은
건강을 해친다

금욕과 극기가 필요한, 강도 높은 운동에 의한 다이어트는 1980년대부터 본격적으로 미국에서 붐이 일기 시작해 2010년 무렵까지 유행했다.

그 시작은 에어로빅인데, 1967년 미국의 운동 생리학자 케네스 H. 쿠퍼 박사가 우주비행사의 심폐 기능 트레이닝의 일환으로 개발한 운동 프로그램이다. 충분한 시간을 들여 호흡, 순환기를 자극해 몸에 유익한 효과를 끌어내는 운동으로 구성되어 있다.

그 에어로빅 이론을 토대로 댄스 형식으로 만든 것이 에어로빅 댄스다. 다른 운동과는 달리 에어로빅 댄스는 여러 부위의 근육을 단련할 수 있기 때문에 획기적이라는 이유로 폭발적인 인기를 얻었다.

처음에는 뛰고 점프하는 동작이 많아 피로골절(걷거나 운동으로 뼈 마디가 벌어지거나 부러지는 일) 등을 초래해 문제가 되기도 했지만, 차츰 개선되어 갔다. 음악과 함께 강사의 지도에 따라 몸을 움직이는 것은 역시 즐거운 일이다. 그런 이유에서인지 에어로빅 댄스의 인기는 현재도 대단하다. 어쨌거나 에어로빅 댄스는 댄스 다이어트의 원조가 되었다.

그 후 1980년대에 유행했던 것이 앞에서도 언급한 '제인 폰다의 워크아웃'이다. 그녀는 모델, 배우를 거쳐 피트니스의 선도자가 되었다.

"약한 여성에서 벗어나기 위해서는 강인한 육체를 가져야 한다"고 처음으로 주장했던 페미니즘의 스타 여배우 제인 폰다는 그 후에 등장하는 마돈나, 레이디 가가 등에게 영향을 주었다.

1982년에 처음 낸 비디오 '제인 폰다의 워크아웃'은 폭발적 인기를 얻었다. 내용은 에어로빅 그 자체이지만 뛰거나 점프, 댄스가 아니었다. 음악에 맞춰 천장을 보고 누워서 복근운동을 하거나, 옆으로 누워서 다리를 올려 허벅지 안쪽에 탄력을 주는 운동을 반복하거나, 엎드려 다리를 올려 힙업 운동을 하는 정통적인 방법이었다. 유명한 스타 배우가 운동 분야에서 등장한 것은 사상 처음 있는 일이었다.

2000년대에 들어서 건강과 운동을 지향하는 사람이 늘면서 '빌리의 부트 캠프'가 일본에서 선풍적인 인기를 끌었다. 미군의 신참을 대상으로 하는 기초훈련을 베이스로 해서 7일간 단기 집중 코스로 짜인 다이어트 프로그램이다.

빌리 대장의 "입대 축하한다"라는 첫마디로 시작되는 비디오는 묘하게 현장감이 있는데, 킥, 펀치 등 킥복싱의 동작을 기본으로 복근운동과 점프 등이 더해져 빠른 동작이 요구된다. 사람들은 경쾌한 음악과 함께 쉬지 않고 뱉어 내는 빌리 대장의 멘트에 쉴 틈이 없다. "이건 전쟁이다", "고통 없이는 아무것도 얻을 수 없다", "너라면 할 수 있다" 등 리드미컬한 구령에 맞춰 한순간도 쉬지 않고 죽을힘을 다해 55분간 질주한다. 소문에 의하면 경험자의 80퍼센트가 허리통증을 호소할 정도로 지옥 프로그램이라 한다.

그 반동 때문인지 2000년대 말에는 트레이너 트레이시가 개발한 '더 트레이시 메소드The Tracy Method' 다이어트가 인기를 불러일으켰다. 빌리처럼 큼직한 근육을 하나하나 단련해 남자다운 몸을 만드는 게 아니라 다리, 배, 팔 등 부위별로 자잘한 근육을 만드는 것으로 아름다움을 꿈꾸는 여성들에게 어필했다.

여배우 귀네스 팰트로가 출산 후에 트레이시 다이어트를 체험하고 마돈나한테 소개했다 하여 엄청난 인기와 함께 이슈가 되었다.

붐이 된 다이어트의 진실과 거짓

신체 깊숙한 부위의 자잘한 근육들, 600종류의 모든 근육을 자극하는 방법으로, 몸 전체가 통증을 느끼는 고통이 있어도 포기하지 말고 주 5일은 실천해야 하는 아주 힘든 훈련이다. 가벼운 덤벨이나 의자를 이용하는 트레이닝이지만 우선은 30분, 그리고 익숙해지면 60분으로 늘린다.

이러한 방법들은 다이어트에는 아주 좋은 방법이지만, 확실한 효과를 볼 때까지의 트레이닝에는 상당한 체력이 필요하다. 여기에 식사 제한까지 병행한다면 정신적인 면에서 결코 쉽지 않다.

식이요법과 병행할 때, 운동은 가볍게 시작하다가 어느 정도 체중이 안정된 후에 먹는 양을 늘리면서 신체에 충격이 적은 에어로빅 댄스를 선택해 칼로리를 소비하는 식의 단계를 밟아 근력과 체력을 함께 강화시키는 쪽이 좋겠다.

극강의 운동을 계속하면 운동중독에 빠질 위험도 있다. 다이어트의 이론은 나름대로 설득력이 있지만, 대부분은 유행을 탄다.

빌리의 부트 캠프에서 부작용이 속출했던 것처럼, 격한 운동은 조금만 방법이 틀려도 허리를 다친다거나 목을 다치는 등 몸을 크게 다칠 수 있다. 잘못된 운동이 원인이 되어 허리 통증이 올 수도 있고, 무릎에 이상이 올 수도 있다. 또 매일 운동으로 단련된 몸은 잠깐만 쉬어도 무참하게 다이어트 전 상태로 돌아갈 가능성이 크다. 게다가

격한 운동으로 스트레스 호르몬이 상승해 활성산소를 대량으로 발생시켜 세포의 산화, 즉 노화를 촉진시킬 위험이 있다.

여성 건강의 관점에서 볼 때, 스트레스나 피로가 남아 있으면 호르몬의 균형이 깨진다. 그리고 앞서 언급한 대로 체지방을 지나치게 빼면 여성 호르몬이 감소해, 몸에 여러 가지 이상이 올 가능성을 배제할 수 없다. 운동은 물론 중요하지만, 40대 전후의 여성이라면 격한 운동은 피해야 한다.

체중 감소보다
보디 라인

격한 운동의 효과와 부작용에 대해서는 이미 이야기한 그대로다. 안티에이징과 건강에 관심이 많은 지금은 격한 운동을 하는 것도 아니고 무리한 식이요법을 하는 것도 아닌, 보디 라인을 예쁘게 만드는 방법이 인기다. 지금은 보디 메이크 시대라고 해도 과언이 아니다.

보디 메이크 다이어트는 유산소 운동과는 거리가 먼 방법들이 많다. 지방을 태워 살을 빼다기보다 체중에는 연연하지 않고, 거울 속에 비친 자신의 변화된 모습을 중요시 생각하는 것이다. 몸의 중심에 있는 근육을 단련해 눈에 보이는 밸런스와 움직임을 아름답게 다

듣는 것이다.

체간을 단련해 원하는 라인을

『카칭카칭 체조』라는 것을 들어본 적이 있는지 모르겠다.

배우 미키 료우스케의 『긴 호흡long breath 다이어트』보다 훨씬 더 오래 전인 1986년에 등장한 다이어트 방법이다. 탤런트 우츠미 미도리가 제창한 다이어트 체조로, 그 당시 혁신적 비디오도 발매되어 붐이 일었다.

돈이 들지 않으면서 간단한 것이 특징이었는데, 배, 팔뚝, 힙, 허리 등 원하는 부위의 살을 간단히 뺄 수 있다는 방법이었다.

최근에는 '24년간 요요 현상이 없다'는 카피를 들고 개정판 『신 카칭카칭 체조』가 나왔다. 24년 만에 같은 제목으로 책을 내고, 24년 동안 같은 방법의 체조를 실천해 변함없는 스타일을 유지하고 있다는 사실로도 설득력이 아주 강하다.

이 카칭카칭 체조는 살을 빼고 싶은 부위에 의식적으로 힘을 실어 긴장 상태에서 스트레칭을 하는 것이다. 살을 빼고 싶은 부위를 긴장시키면 지방 연소를 돕는데다가 스트레칭으로 유연한 몸을 만들 수 있다는 발상은 그 당시로서는 아주 독특하고 특이했다. 개정판에서는 몸에 관한 지식까지 더해, 체간(몸통 부분)을 의식하면서 스트레칭하는 부분이 추가되었다.

이 방법은 사실 180만부를 돌파한 베스트셀러 『긴 호흡 다이어트』와 흡사하다. 저자인 미키는 심한 요통으로 배우를 그만둘 생각까지했다고 한다. 그때 의사가 추천한 호흡법에서 힌트를 얻어 이 '긴 호흡 다이어트'가 만들어졌다고 한다.

복식호흡과 단전(배꼽 아래)을 의식한 호흡법 소개는 예전에도 있었지만, 그것은 천천히 깊게 호흡하는 것이었다. 미키 료우스케처럼 전신에 힘을 주며 짧은 기합소리와 함께 숨을 내뱉는 강한 호흡은 처음이었다.

긴 호흡은 원래 요통 개선을 위한 건강 훈련인데, 의식적으로 길고 강한 호흡으로 복부에 압력을 가해 이너머슬inner muscle(속 근육, 내장 근육)을 단련한다. 놀랍게도 이 방법을 2개월간 실천한 결과, 내장지방이 연소해 허리 6센티미터, 체중 13.6킬로그램이 줄었다고 해서 삽시간에 퍼져나갔다.

원래는 요통 개선 운동이기 때문에 허리 안쪽 깊숙한 부분에 위치한 근육을 단련시켜 허리를 지탱할 수 있도록 토대를 만드는 것이 목적인 운동이다. 허리 부근의 지방이 빠져 아름답고 탄력 있는 곡선으로 잘록한 허리가 만들어지는 것은 덤이라고 할 수 있다.

곡선, 바스트 업 등 여성다움의 추구

보디 라인이라고 하면 두 말할 필요도 없이 '잘록한 허리'가 포인트
다. 남성에게는 없는, 여성만의 보디 라인인 잘록한 허리를 만들 수
있다고 강조해서 화제가 된 다이어트 방법으로는 밸리 댄스, 코어 리
듬, 커비 댄스curvy dance, 훌라후프 등 많은 것들이 있다.

그중에서도 훌라후프 다이어트는 훌라후프를 허리 위치에서 돌
려줌으로써 골반 주위의 속근육(내복사근內腹斜筋, 복횡근腹橫筋, 골반저근骨
盤底筋 등 심층부에 있는 근육들), 즉 코어core(중심)를 사용한다. 이 심층부
가 활성화되면, 복압腹壓이 높아져 허리 라인이 꽉 조인다. 10분 이
상 계속해야 하기 때문에 지방을 연소시키는 유산소 운동 효과도 있
다고 한다.

체중을 줄이는 다이어트 방법은 아니지만, 확실히 허리 라인을 조
여주는 효과는 있다.

또한 잘록한 허리를 시작으로 곡선 있는 보디라인을 목표로 하는
운동 중에 유명한 것은 '커비 댄스'이다. 커비curvy라는 이름대로 여

성스러운 곡선이 있는 몸매를 목표로 하는 이 운동은 라틴을 필두로 댄스의 요소로 구성되어, 효율적으로 몸 전체의 근육을 움직이고 조여서 체간體幹을 단련시키는 방법이다.

이 댄스의 포인트는 다음 3가지다.

❶ 늘 다음에 열거하는 기본 자세를 의식한다.
  - 어깨는 릴랙스 상태.
  - 등은 꼿꼿하게 펴고 바른 자세로 앉는다.
  - 힘을 주어 처진 배를 끌어올린다.
  - 항문은 살짝 조여 준다.
  - 무릎은 구부리지 말고 쭉 뻗는다.
❷ 움직일 때는 뛰거나 반동을 주지 말고 천천히 몸을 끌면서 움직인다.
❸ 어깨의 힘을 빼고, 견갑골肩胛骨(어깨뼈)부터 팔을 움직인다.

많은 유명 모델이나 탤런트들이 체험했다는 커비 댄스의 제창자 카시키 히로미는 48세라는 나이에 볼륨 몸매의 주인공이 되었다는 점도 설득력이 있다. 다만 아무리 보디 메이크에 적절해도, 이 댄스 하나만으로 살이 빠지기는 어렵다. 식사 제한과 병행하는 것이 필요하다.

일본인은 '날씬함=빈약한 몸'이라고 생각하는 패턴에 빠지는 경향이 있다. 여기에서 벗어나려면 이 커비 댄스를 적용해 보는 것도 좋을 것 같다. 체중은 줄었지만 가슴도 힙도 없는 나무판 같은 체형은 여성으로서 매력이 없다. 단지 말랐다고 좋은 것은 아니다. 다이어트를 해도 아름다운 몸매를 갖지 못한다면 무슨 의미가 있을까.

기초대사가 대체 뭐길래

보디 메이크를 목적으로 하는 다이어트는 모두 근육량을 늘리면 기초대사량이 늘어 살이 찌지 않는다고 광고한다.

기초대사라고 하는 것은 아무것도 하지 않고 가만히 있을 때의 에너지 소비량으로, 내장에 의한 에너지 소비가 가장 크다. 전체 기초대사량 중에서 근육에 의한 소비는 겨우 20퍼센트 정도이다.

이론적으로는 근육의 비율을 높이면 기초대사도 증가할 것 같지만, 실제로는 근육량을 늘려도 기초대사량의 증가는 미비하기 때문에 살이 찌지 않는 체질로 바꾸기란 어렵다. 그렇기 때문에 근육량을 늘리고 기초대사를 높여 살을 뺀다는 이론은 설득력이 떨어진다.

'부위별 다이어트'는 성공하기 어렵다

한편 '부위별 다이어트'라는 것도 성공하기 어렵다.

사람 몸의 지방은 모두 연결되어 있기 때문에 살이 빠지면 다리도 가늘어지고 머리 사이즈도 작아진다. 머리부터 발끝까지 전체적으로 사이즈가 작아진다. 부분적으로 빠지는 경우는 없다.

운동을 해서 부분적으로 근육을 발달시켜 외관상 지방이 빠진 것처럼 보일 수는 있으나, 결코 그 부위의 지방이 빠진 것은 아니다. 신경 쓰이는 부분의 지방을 빼고 싶다면, 몸 전체의 지방을 빼는 수밖에는 없다.

게다가 근육 또한 몸 전체에 이어져 있기 때문에 특정 부분만 지나친 운동을 하면 근육이 힘들어진다. 균형 잡힌 운동을 하지 않으면 오히려 몸에 이상이 올 수도 있는 것이 그 이유다.

가슴부터 살이 빠지는 것은 자세가 나쁘고 내장을 끌어올리는 근육이 없는 사람의 특징이다. 중심이 점점 아래로 내려가고 있는 상태라고 할 수 있다. 우선 체간을 단련해 내장을 끌어올리는 힘을 길러야 한다. 또 견갑골을 내리고 어깨 관절을 유연하게 만들면, 가슴 부분의 골격이 바르게 열린 상태가 된다. 이 상태를 유지하는 습관을 기르자(갈비뼈 아래는 조여준다).

사실은 나도 젊은 시절부터 가슴이 왜소해서 콤플렉스였지만, 체간을 단련하면서 데콜테(목, 어깨, 가슴으로 이어지는 라인)가 열리도록 의식하자, 가슴이 커진 게 아닌데도 빈약한 가슴으로부터 해방되었다. 꼭 한번 해보길 추천한다.

운동에 관해 이것저것 이야기했지만 다이어트를 해서 본격적으로 살을 빼겠다면, 즉 체중을 3킬로그램 이상 빼고 싶다면 역시 식생활을 우선 바꿔야만 한다. 식생활을 바꾸지 않고 운동만으로 살을 빼려면 상당한 운동량이 필요하다.

운동을 하면 혈행(피의 흐름)이 좋아져 다량의 땀을 흘리는 등 수분배출이 많아지기 때문에 붓기가 빠지고 체중이 줄어들지만, 수분만 섭취하면 눈 깜짝할 사이에 원래 체중으로 되돌아간다. 또 지방보다는 근육이 더 무겁기 때문에 운동을 계속하면 스타일은 개선되지만 체중은 늘 수도 있다.

보디 메이크 운동의 탁월한 효능으로는 탄력 있는 몸매 만들기가 으뜸이지만, 장을 비롯한 내장의 활동을 활발하게 해준다는 점도 있어 변비 해소가 기대된다. 나 또한 오랫동안 심한 변비 때문에 고생을 했지만, 출산 후 필라테스로 집중 트레이닝을 받아 체간 운동이 됐기 때문에 지금은 완전히 극복했고 20년간 변비를 모르고 살고 있다.

변비는 음식만 연관시켜 연연하지 말고, 체간을 강하게 함으로써 장의 연동 운동을 활성화시키는 것으로 극복하는 쪽을 권하고 싶다.

그런데 보디 메이크 운동에도 리스크는 있다. DVD나 책만 보고 잘못된 방식으로 계속한 결과, 요통에 시달리거나 무릎에 이상이 생기는 경우도 있다. 혹시 전문 강사한테 배운다 해도 지나치면, 병을 얻어 운동을 쉬게 되고 자연히 전보다 체중이 늘어 본전도 못 찾을 수도 있다. 몸에 대한 지식을 제대로 갖추고 있고, 개개인에 맞게 지도해 주는 강사는 사실상 많지 않다. 아무쪼록 도를 지나치지는 않도록 주의하자.

골반 교정을 하면
다이어트가 될까

2009~2011년에는 '골반'이 다이어트의 키워드였다. '아침 2분 다이어트', '밴드로 감기만 하면 되는 다이어트', '누워 있기만 하면 되는 골반베개 다이어트' 등 수많은 골반에 관한 책이 시장에 등장했다.

그런데 골반은 정말로 틀어지고 벌어지고 하는 것일까?

어떤 전문의한테 물어봐도 골반은 사고 등 외부로부터의 거대한 힘이 작용하지 않는 한, 벌어지거나 틀어지거나 하는 일은 없다고 한다. 다만 허리, 등, 고관절(골반과 대퇴골을 잇는 관절) 통증에 의해 주변 근육이 긴장해 뻣뻣하게 굳었을 때 문제가 생길 수 있다고 한다. 이

때 자세가 나빠지면서 관절의 움직임도 유연함이 떨어지고, 골반의 위치가 비대칭이 될 수 있다는 것이다.

수많은 골반 다이어트 방법들이 골반 교정에 대해 다음과 같은 이유를 들고 있다.

❶ 여성은 아이를 출산하기 위해 골반이 벌어지기 쉽게 되어 있다.
❷ 골반이 벌어져 있거나 틀어져 있으면, 내장이 아래로 처져 아랫배가 볼록 튀어나온다.
❸ 골반이 틀어지면 혈액순환이 나빠지고 기초대사가 저하된다.

골반 체조를 함으로써 3가지 문제점은 개선되고, 다이어트 효과까지 볼 수 있다는 이론이다.

그런데 앞서 말했듯이 기초대사(체온 유지, 심장 박동, 호흡 운동, 근육 긴장 등에 쓰는 에너지)는 그렇게 간단히 변화하는 게 아니다. 예를 들어 기초대사를 100킬로칼로리 올리기 위해서는 근육만 3.5킬로그램이나 늘려야 하기 때문에, 골반체조만으로 기초대사를 올려 혈행을 개선하고 신진대사(섭취한 영양물질을 분해, 합성해서 에너지를 만들고 불필요한 것을 배출하는 작용)를 올린다는 이론을 전개하기에는 다소 무리가 따른다.

또 남성과 달리 여성은 출산에 대비해 골반 앞쪽의 '치골결합恥骨結合'이 느슨해진다는 것이 의학적으로도 증명되고 있지만, 골반이 열리고 닫히는 현상은 다른 문제다. 골반 주위를 둘러싼 단단한 근육이 약해지거나 밸런스가 무너지면 여기저기 문제가 생길 수 있다. 머리가 무겁다, 이유 없이 짜증이 난다, 피로가 풀리지 않는다, 불면증에 시달린다 등 검사를 해도 딱히 병명이 나오지 않는 증상들에 시달릴 수 있는 것이다.

진짜 중요한 것은 체간 운동

골반 다이어트가 유행하게 된 이유 중 하나는 보조 도구를 사용한다는 점이다. '간단하면서도 실천 가능하다'는 점을 구체적으로 실현해 주는 도구로, 밴드나 베개 같은 것을 사용하는 것이 이 다이어트의 특징이다.

예를 들어 '밴드로 감기만 하면 되는 다이어트'에서는 골반 이야기를 하고 있지만, 사실 내용적으로 보면 밴드를 감아줌으로써 몸의 중심을 잡아주고 그 감각을 의식하게 하는 것, 즉 체간의 존재를 의식시키는 것이 목적이다.

밴드를 감은 상태는 체간에 힘을 주어 숨을 완전히 밖으로 내뱉은 상태, 즉 하복부에 힘을 준 상태와 같아야 한다. 이 밴드가 하복부에 힘이 들어간 상태를 체감시켜 주는 좋은 도구인 것이다.

그렇지만 지속적인 사용은 권하고 싶지 않다. 요통이 심할 때 코르셋을 사용하기도 하는데 지나치면 근육이 점점 코르셋을 의지해 근육이 스스로 약해지는 역효과가 있듯이, 밴드 등의 보조 도구는 다른 방법이 없을 때, 정말 어쩔 수 없을 때 일시적으로 사용하는 것이 좋지 않을까.

이런 책들에 부록으로 제공되는 밴드는 대부분 지탱하는 힘이 약하다. '1회 3분 이내' 등으로 실행 빈도를 확실히 해두고 있기는 하지만, 정말 중요한 것은 등뼈나 골반을 받쳐주는 유연하고도 강한 근육을 만드는 것이다. 밴드를 감지 않고도 밴드를 감았을 때와 같은 감각을 유지해야 한다.

확실히 골격은 살이 찌거나 마른 것에 영향을 주는 요소인 것 같긴 하다. 하지만 골격은 타고나는 것이지, 자신이 노력한다고 해서 골격을 바꿀 수는 없다(유년기부터 아주 장기간 강도 높은 트레이닝을 한다면, 조금은 바뀔 가능성도 있기는 하지만).

마찬가지로 늑골(갈비뼈)이나 골반이 넓어지거나 조여질 수 있는 것은 아니다. 다만 그것을 지탱하는 주변의 근육이 늘어지거나 유연성을 잃으면 신체의 균형이 깨져 몸에도 이상이 오는 것이다.

예를 들어 배가 나온 사람은 모두 늑골이 위를 향해 벌어져 있다고 한다. 하지만 그것은 늑골 자체가 벌어진 것이 아니고, 늑골 주변의 근육이 약해지거나 유연성을 잃어 늑골이 벌어지거나 위로 향한 것처럼 보이는 것이다. 이것을 해결하기 위해 스트레칭이나 체간 트레이닝을 하는 것은 중요한 일이지만, 그렇다고 골반이나 늑골 자체가 조이는 것은 아니다.

골격을 바꿀 수 있다는 생각보다는 골반에 관심을 가지게 된 것을 계기로, 그 주변의 근육을 단련시키는 운동을 시작하면 좋은 선택이 될 것이다. 변비를 없애고, 몸의 곡선을 만들고, 관절의 움직임도 유연하게 만드는 효과를 충분히 얻을 수 있다.

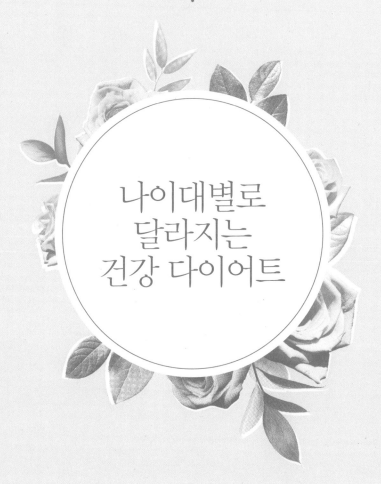

3
장

나이대별로
달라지는
건강 다이어트

다이어트 성공을
방해하는 2가지

2장에서는 누구나 한번쯤 시도해 봤을 법한 다이어트법과 그에 따른 효능과 리스크를 소개했다. 이제부터 3장에서는 이런 다양한 방식의 다이어트법과 1장에서 다루었던 여성의 신체와 호르몬에 관한 지식을 가지고, 우리들에게 필요한 다이어트를 생각해 보자.

여성지에서 다이어트 기획을 담당하고 있는 지인이 이렇게 말한 적이 있다. "누구나 반드시 효과를 볼 수 있는 다이어트 비법이란 사실 없다." 그 이유는 개인에 따라 효과의 차이가 있기 때문이다.

현재 유행하고 있는 것은 간이 유전자 판정에 의해 본인에게 맞는 다이어트법을 알려주는 개인 맞춤 다이어트인데, 이 방법도 결과가 확증된 것은 아니라고 한다(구글이 투자했던 미국의 23앤미는 개인 유전자 분석의 정확성이 불투명하고 오남용이 가능하다는 이유로 FDA로부터 판매금지 처분을 받았다).

누구나 일률적으로 간단히 살을 뺄 수 있는 다이어트법은 지금 현재로서는 존재하지 않는 것 같다.

의지 박약과 요요 현상의 공포

2011년 여성 마케팅으로 정평이 있는 여성잡지《하 스토리》가 20세부터 60세까지 1,300명을 대상으로 한 앙케이트 조사에서 효과가 있었던 다이어트 방법을 물었다. 1위 '워킹', 2위 '식사량 제한', 3위 '간식 금지', 4위 '식이요법 다이어트' 등으로 대부분 비슷비슷한 방법들이었다.

다이어트 효과가 없었던 이유로는 '먹고 싶은 욕구를 참아야 하는 엄청난 스트레스 때문에 결국은 폭식해 버린다', '걷기 자체가 귀찮아진다' 등이 압도적으로 많았다. 앞의 예를 보더라도, 어떤 다이어트법을 택하느냐의 문제보다 포기하지 않으려는 본인의 강한 의지가 가장 영향을 주는 것 같다.

또 애써 체중감량을 했다고 해도 '요요 현상'이라고 하는 악마가 기다리고 있다. 다이어트를 시작한 3명 중 1명은 요요 현상을 실감한다. 또는 다이어트 전보다 살이 더 찌는 공포를 경험한다.

실제 식사량 제한이나 하드 트레이닝에 의해 수개월간 10킬로그램 이상 감량에 성공하고 눈부신 몸매로 무대에 서는 가수 비욘세나 브리트니 스피어스 등의 스타들도, 그 순간은 완벽한 몸매의 주인이지만 스테이지가 끝나면 일순간에 다이어트 전 상태로 되돌아간다. 일본에서도 최근 개그우먼 3인조 모리산쮸의 멤버 오오시마 미유키가 24시간 마라톤 경기를 위해 3개월에 16~17킬로그램의 체중감량에 성공했지만, 3개월 후 10킬로그램 가까이 다시 체중이 늘었다고 한다.

이게 현실이다. 우리들의 다이어트가 제대로 성공하기 어려운 것은 어쩌면 당연한 일이다. 어떤 방법이든 단시간이라면 감량할 수 있다. 하지만 체중의 급격한 증감은 세포에 부담을 주기 때문에, 5킬로그램 이상 체중감량을 목표로 한다면 적어도 6개월 이상 또는 1년 단위의 각오로 제대로 준비한 다음 시작해야 한다. 단단히 각오를 하고 초조해하지 말아야 할 것이다.

2010년 후생노동성(사회복지, 공중위생, 고용대책을 담당하는 관청) 연구

팀은 "40세부터 69세의 남녀 8만 명을 조사한 결과 BMI(비만도) 수치, 연령, 흡연의 유무에 상관없이 체중 변화가 크면 사망 위험성이 높다."고 발표했다. 5킬로그램 이상의 단위로 체중을 줄였다 늘렸다 반복하는 경우 신체가 느끼는 부담은 커진다.

게다가 다이어트 실패를 반복해서 경험하는 사람은 자기평가가 무척 낮고, 세상일을 부정적으로 생각하거나 본인이 불행하다고 생각하는 경향이 있다(건강 잡지《타잔》'진심으로 위험한 요요 현상 이야기'). 연예인들도 촬영이나 콘서트 등의 목적을 달성한 후에 감량한 체중을 유지시키는 일이 결코 쉽지 않다.

요요 현상의 원인

다이어트에 있어서 요요 현상의 최대 원인은 과학적으로도 밝혀져 왔다.

첫째, '호메오스타시스(항상성恒常性)'라는 현상 때문이다. 생체는 어떤 환경에 있더라도 생명 현상이 제대로 일어날 수 있도록 일정한 상태를 유지하려고 하는 성질이 있다.

다이어트를 시작하면 어느 시점부터 갑자기 체중이 줄지 않는다.

일명 '정체기'다. 인간의 신체는 장기간 소량의 에너지만 투입되면, 생명 유지를 위해 신체의 에너지 소비를 극도로 감소시키는 기능이 작동된다. 이 기능은 1개월의 체중 감소가 5퍼센트 이상이 되면 최대의 기능을 시작한다.

다시 말해, 과격하게 다이어트를 하다가 도중에 포기하면 다이어트 전보다 훨씬 더 체중이 늘어나는 것이다.

둘째, 포만감을 느끼게 해주는 호르몬 렙틴의 양적 변화에 원인이 있다.

렙틴은 지방세포에 지방이 흡수되면 분비되는 것으로, 뇌의 포만 중추를 자극하는 호르몬이다. 지방분 섭취를 피했을 때 포만감을 얻기 어려운 것은 이 때문이다. 다이어트 중에는 지방분 섭취가 줄기 때문에 렙틴의 양도 자연스럽게 줄어간다. 하지만 식사 양이 원래 상태로 되돌아갔어도 렙틴은 적정량으로 돌아가기까지 약 1개월이 걸린다. 즉, 몸속에서는 시차가 발생하는 것이다. 그 1개월 동안은 다이어트하기 전의 양을 먹어도 전혀 포만감을 느끼지 못해 과식하게 된다.

이런 이유로 요요 현상이 없는 다이어트를 원한다면 다음의 2가지 기본 조건이 필요하다.

❶ 호메오스타시스가 강해지는 것을 막으려면 1개월간의 체중 감
   소를 체중의 5퍼센트 이내로 한다.
❷ 렙틴의 양을 원래 상태로 되돌리기 위해서는 적어도 1개월간
   식사 조절과 운동을 소홀히 해서는 안 된다.

이렇게 함으로써 요요 현상 방지 기간을 설정하고, 5개월에서 1년
정도 지속할 수 있는 다이어트 방법을 선택하는 것이 좋다.
  게다가 체중이 안정된 후에도 균형 잡힌 식사와 적당한 운동을 생
활화해야 한다. 참으로 다이어트는 결코 쉬운 일이 아니다. 그래서
전 세계 유명인사들도 살과의 전쟁에서 힘들어하는 것이다.
  당연하지만, 다이어트는 지금의 생활습관을 바로잡아 균형잡힌
식사와 적당한 운동을 하는 것이 기본이다. 사실 이 방법 외에 왕도
는 없다.
  게다가 각각의 연령층마다 달라지는 여성 특유의 신체 변화, 본인
의 체질, 유전적 요인 등도 파악한 후에 본인과 가장 잘 맞는 다이어
트 방법을 선택하지 않으면 안 된다.
  또 본인과 가장 잘 맞는 최적의 방법을 선택한 후에도, 포기하지
않고 계속하기 위해서는 자기 나름대로의 계획을 세우는 것이 다이
어트의 성공 비결이라고 할 수 있다.

여성의 신체 변화에 맞는
다이어트의 선택

1장에서 여성 호르몬의 기능과 연령에 따른 신체의 변화에 대해서 이야기했다. 다음 페이지의 그래프를 참고해 여성 호르몬에 대해 다시 한 번 생각해 보자.

그래프에서도 알 수 있듯이 35세부터 눈에 띄게 감소하기 시작하는 여성 호르몬은, 폐경 후부터 75세 정도가 되면 남성이 가지고 있는 여성 호르몬의 절반 이하로까지 감소한다. 흔히 나이 들면서 아줌마가 점점 아저씨화한다는 이야기가 있는데, 전혀 근거 없는 이야기는 아닌 셈이다.

최근에는 남성에 대해서도, 중년기 이후 남성 호르몬 저하에 의한

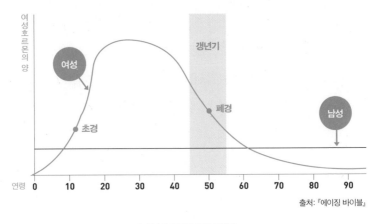

[여성 호르몬의 양적 변화]

갱년기 증상이 있다고 의학계에서도 인지하고 있지만, 그 감소의 정도는 여성에 비하면 적은 양에 불과하다.

여성의 갱년기 증상으로는 두통, 어깨 결림 등 여러 가지가 있지만, 모든 여성에 있어서 갱년기는 일생에서 가장 큰 신체의 전환기라고 말할 수 있다.

갱년기는 임신이 가능한 시기에서 임신이 불가능한 시기로 이동하는 기간이다. 선진국의 폐경 연령은 50~51세로, 갱년기는 폐경 전후 45세부터 55세라고 알려져 있지만, 30대 후반부터 갱년기가 시작되는 사람도 있다.

난소의 무게나 부피는 30대 후반부터 줄어들지만, 폐경 전후에는 급격히 감소한다. 무게는 20대에 10킬로그램 정도였던 것이 50대가 되면 절반인 5킬로그램 정도로 줄어든다.

보통 여성은 약 200만 개의 미성숙 난자인 난포를 갖고 태어나는데, 난포 수도 젊을 때는 약 40만 개까지 생존해 있다가 40세 정도가 되면 8천 개로 줄어 버린다. 40대 때 난포의 감소는 현저해서, 39세를 100으로 기준점을 잡는다면 41세가 되면 30, 45세가 되면 10이 된다.

또 자궁의 부피도 줄어, 자궁을 지탱해 왔던 골반저근과 기인대基靭帶(자궁의 주요한 결합조직 지지 장치)에도 위축과 이완이 일어나고 생식기가 위축된다. 질의 용적과 신축성 저하도 오지만 점막이 얇아지기 때문에 폐경 전후가 되면 강한 성교통性交痛을 느끼는 사람도 있다. 폐경을 앞두고 여성의 몸은 대변화를 일으키고 있는 것이다.

갱년기란 호르몬 균형의 변화에 따른 것이기 때문에 누구도 피해 갈 수 없지만, 갱년기 장애(원인이 확실치 않지만 불편을 호소하는 증상들)는 개인에 따라 차이가 있다.

갱년기 장애가 심해지는 요인은 갱년기라는 신체의 대전환기에 견디지 못하는 체질이 되었기 때문인데, 젊은 시절에 반복된 무모한 다이어트와 균형이 깨진 식습관이 이러한 체질을 만들 위험으로 이어진다.

102세라는 고령으로 세이루카(聖路加) 국제병원 명예원장을 역임하고 있는 히노하라 시게아키는 미국의 내과의 윌리암 오슬러 박사를 스승으로 공경하는데, 그는 "인간은 혈관과 함께 늙는다."는 명언을 남겼다.

그런데 여성의 혈관은 여성 호르몬에 의해 유연성을 유지하고 있다. 따라서 폐경 전까지는 심혈관 계통의 병에 걸릴 확률이 남성보다 낮지만, 폐경이 되면 동맥경화가 빠른 속도로 진전되어 70세 정도가 되면 남성과 비슷해진다. 폐경 후 여성의 혈관은 남성보다 훨씬 빠른 속도로 노화되어 간다는 이야기다.

젊다는 이유로 단백질로 구성된 혈관의 특성을 무시하고 야채와 과일만 섭취하는 다이어트를 고집하면, 혈관의 노화는 필요 이상으로 진전되어 외관은 젊지만 혈관 연령은 노인과 같은 사람이 된다. 이런 사람들은 폐경을 맞으며 외관상의 노화와 함께 고혈압이나 뇌출혈, 심근경색의 가능성이 한층 더 높아져버린다.

요즘은 50대나 60대가 되어도 멋진 여성들이 적지 않다. 멋을 부리고 연애를 하고 섹스도 하며, 여자로서의 행복을 맘껏 누리고 있는 분들이다.

하지만 시간은 멈추지 않고 흘러간다. 죽음을 향해 늙어가고 있는 것은 확실하다. 우리 인간은 언젠가는 반드시 죽는다는 사실을 알고 있기에 더더욱, 젊은 시절부터 죽는 마지막 순간까지 그때그때 자신의 몸을 충분히 이해해야 한다. 그것을 바탕으로 지혜롭게 자신에게 맞는 다이어트 방법을 선택하는 것이 건강한 50대, 멋진 60대를 맞이하는 비결이 될 것이다.

　이제부터 각각의 연령에 맞는 다이어트 방법을 찾아내기 위해 꼭 알아두어야 하는 사항들을 이야기할 것이다.

30대가 꼭 알아야 할
다이어트 상식

30대 전반은 아직 여성 호르몬이 충분한 연령 대이기 때문에, 식사량을 약간 줄이거나 운동량을 늘리는 것만으로 도 다이어트 효과를 볼 수 있다.

그런데 여기서 주의할 사항이 있다. 최근 TV나 잡지 등에서 '약 년성 갱년기'라는 말을 종종 접할 수 있다. 20, 30대에 일어나는 이 런 증상은 폐경기와 더불어 일어나는 갱년기 증상과는 다른 문제이 다. 여성의 건강 악화를 무조건 갱년기에 끼워맞추는 풍조는 조심하 기 바란다.

30대에 균형 잡힌 식습관과 운동습관을 붙이면, 앞으로 맞이할 기초대사 저하에 의한 체중 증가를 방지하기 쉬워진다. 그래도 역시 지나침은 금물이다. 극단적인 식사 제한이나 운동 중독은 장기적으로 보면 마이너스다.

젊은 시절 몇 달 만에 10킬로그램 이상을 감량한 복서가 그 방법을 다이어트 책으로 출판하기도 했는데, 그 방법이 과연 일반인에게도 의미가 있을까? 그런 방법은 일시적인 효과로 끝나기 때문에 시합이 끝나자마자 폭식, 폭음이 이어지면 원래의 체중으로 돌아가버린다. 이러한 격한 방법으로는 나이를 먹어감에 따라 체중 감량 자체가 혹독할 정도로 어려워지기 때문에, 그들은 서서히 체급을 올려간다. 그리고 은퇴한 후 그들은 일반인보다 더 살이 찌기 쉬운 체질이 된다.

또 여성 호르몬이 풍부할 때는 격한 운동으로 활성산소(유해산소)가 다량 증가하더라도 회복이 빠르지만, 30대 중반을 넘기면서 회복 능력이 저하된다는 사실을 기억하자.

본인의 체질을 스스로 알아야 한다

본인한테 맞는 다이어트 방법을 찾아내기 위해서라도 '지발성 알레르기 검사', '여성 호르몬 검사', '골밀도 검사' 등 체질검사를 받아 보자. 나는 최근 여성 호르몬 검사를 통해 "장내 세균이 심하게 적고, 콩 식품을 섭취해도 효과가 별로 없다"는 사실을 알았다(다음 페이지 칼럼 내용 참조). 아직 30대인 분이라면 여성 호르몬이 감소하기 전에, 콩 식품을 섭취하는 식습관을 가장 먼저 시작할 것을 권유한다.

또 자신도 모르게, 먹고 있던 음식이 지발성 음식 알레르기를 유발시켰을 가능성도 있다. 그렇다면 다이어트 이전에 '지발성 알레르기 검사'부터 받아보는 것이 수순이다.

그리고 골밀도 검사 역시 필요하다. 특히 10대, 20대에 무리한 다이어트를 했던 경험이 있는 사람이나 보통 사람들과는 동떨어진 개성 넘치는(^^) 식습관을 실행 중인 사람도 마찬가지다.

여성 호르몬은 칼슘이 뼈로부터 빠져나가는 것을 막아주는 역할을 하지만, 인생 후반에 여성 호르몬을 잃어가는 우리 여자들은 골밀도가 점점 낮아진다. 골절되기 쉽고, 뼈가 변형되기 쉬우며, 삶의 질이 극적으로 떨어질 가능성이 남자의 3배라고 한다.

여성 호르몬이 감소되면 골밀도를 올리기는 무척이나 어려워지므로, 여성 호르몬이 체내에 존재할 때 골밀도를 올려놓아야 한다(최근에는 전문약이 개발되어 나도 복용하고 있긴 하다). 우선 본인의 골밀도 수치를 알고, 만약 수치가 낮은 사람이라면 철저히 식습관을 고치고 웨이트 트레이닝과 같은 고강도 운동을 시작하자(수영 등 부력 운동은 안 됨). 뼈는 중력에 의해 자극을 받고, 파괴와 재생을 반복하면서 강해져 간다.

비타민D를 활성화시키기 위한 노력도 필요하다. 피부 미백 효과를 위해 자외선 차단을 하는 것도 중요하겠지만, 뼈를 만드는 비타민D를 흡수하려면 자외선이 필요하다. 단시간이라도 좋으니 전신이 햇빛을 쪼일 수 있는 기회를 늘려가자. 아직 늦지 않았다.

서서히 40대를 향해 시간을 들여 건강한 다이어트를 시작해 보자.

콩 식품이 여성 호르몬 효과를 준다?

건강과 미美에 적지 않은 관심을 가지고 노력을 아끼지 않는 사람이라면 '에쿠올equol'에 대해 알고 있을지도 모른다. 하지만 나는 2014년 3월에 시작한 여성지 《마이 에이지My Age》의 인터넷판《아워 에이지Our Age》에 '아사쿠라 쇼코, 여성 호르몬 감소에도 굴복하지 않는다!'라는 제목의 연재를 의뢰받기 전까지 전혀 모르고 있었다. 미팅을 위해 만난 편집장 M으로부터 처음 들었다.

"아사쿠라 씨, 에쿠올에 대해 알고 계신가요? 여성 호르몬과 비슷한 효과를 기대할 수 있다고 하는 것이 대두大豆 이소플라본(식물성 에스트로겐)입니다. 그런데 에쿠올을 만드는 장내세균을 가지고 있느냐 없느냐에 따라 콩을 먹어도 효과를 볼 수 있는 사람과 그렇지 않은 사람이 정해져 있어요."

"네? 두부나 낫또를 먹어도 여성 호르몬 효과를 볼 수 있는 사람과 그렇지 않은 사람이 있다고요? 왜죠? 왜요."

정리하자면, '대두 이소플라본'이 있다 해도 여성 호르몬으로 인한 효과(다이어트, 피부 미백, 골량骨量 유지 등)를 가져다주는 것은 이소플라본 속에 있는 '다이제인daidzein'을 장내세균이 '에쿠올'로 만들었을 때 가능하다.

콩 식품으로부터 이 에쿠올을 만들어내는 장내세균이 우리 몸에 어느 정도 있고 어느 정도 활동하는가. 포인트는 바로 그 점이다. 에쿠올을 만드는 장내세균이 없다면, 아무리 콩 식품을 섭취해도 여성 호르몬을 보조할 수 있는 효과는 기대할 수 없다.

간단한 키트kit로 알아내는 방법이 있다고 해서 '소이soy 체크 키트'를 인터넷에서 구입해 검사해 보았다(2014년 3월 현재 4만 원 정도).

6단계로 되어 있는 활성 판정에서, 유감스럽게도 나는 밑에서 두 번째인 2가 나왔다. 나의 장 속에는 에쿠올을 만들어내는 균이 없든가, 아니면 거의 활동하지 않는다는 결론이다. 결국 나는 콩 식품을 섭취해도 '에쿠올'을 제대로 만들어내지 못하므로, 여성 호르몬과 비슷한 효과는 기대할 수 없다.

에쿠올에 대해 알려주었던 편집장 M은 최고치인 6이 나왔다. 대두 이소플라본의 효과를 최대치로 얻을 수 있는 체질을 가진 축복 받은 사람이다.

이처럼 의심 없이 당연한 것처럼 인식하고 있었던 영양학 상식도 과학이 발달함에 따라 새로운 사실로 바뀌기도 한다. 세간에서 좋다고 알려진 것들도 개인에 따라서는 효과가 달라질 수 있다는 얘기다.

다만 내 몸에 에쿠올이 적다고 해서 콩 식품이 가지고 있는 영양소를 무시할 수는 없다. 특히 다이어트에 아주 좋다. 콩 식품을 먹으면 식물성 단백질 섭취가 되므로 고기, 생선과 균형을 잘 맞춰 섭취하면 저칼로리 고영양 섭취의 실현이 가능하다.

콩 단백의 약 20퍼센트를 차지하는 베타 콘그리싱(중성지방을 저하시키는 기능이 있다)에는 포만감을 느끼게 하는 호르몬, 렙틴의 분비를 촉진하는 작용이 있다고 한다. 두부만 섭취해서 포만감을 느낄 수 있을지 의문이긴 하지만, 여러 종류의 다양한 단백질 섭취는 매우 중요하다.

40대가 꼭 알아야 할
다이어트 상식

　　40대가 되면 여성 호르몬 감소가 시작된다. 몸이 아프고 고통이 따르는 자각 증상이 없다 해도, 40대 초반에는 여성 호르몬의 양을 체크해 볼 것을 권한다.

　　다만 검사 결과를 맹신할 필요는 없다. 내 친구의 경우에는 검사 결과 여성 호르몬 수치가 높게 나와서 의사도 폐경은 아직 멀었다고 말했지만, 2개월 후 폐경이 왔다고 한다.

　　검사를 한다고 해서 확실한 정답을 얻는 것은 아니지만, 여성 호르몬과 서서히 이별을 고할 날이 가까이 왔음을 인식하고 준비를 하자는 의미에서 권하고 싶다.

또, 유전적으로 엄마의 갱년기 증상과 비슷해지는 경향이 있다. 모녀간은 식습관이 비슷하기 때문에 골밀도도 비슷해져 같은 증상을 겪는 경우가 많은 것이 사실이다.

나의 어머니도 돌아가시기 수년 전에 골다공증으로 등이 굽었다. 80세 연세에도 피부가 곱고 멋쟁이셨기에 무척 상심하셨다. 어머니는 암으로 돌아가셨는데, "언젠가는 한 번 죽는 목숨이니 암은 받아들일 수 있지만 등이 굽는 것은 억울하다."고 말씀하셨던 기억이 아직도 선명하다.

유전자 검사에서 나는 골다공증의 가능성이 보통 사람의 9배라는 결과가 나왔다. 실제로 암으로 사망하는 여성보다 골다공증에 의한 골절이 원인이 되어 사망하는 여성이 많다는 데이터도 있다(『남녀 차이로 이렇게도 다른 생활습관병』, 오오타 히로아키).

어머니의 사례와 검사 결과를 참고하고 유방암 리스크도 고려한 끝에, 나는 호르몬 보충요법을 선택하기로 40대에 결론을 내렸다.

호르몬 보충 요법은 메리트도 많지만, 리스크도 전혀 없는 것은 아니다. 부인과 의사들 사이에서도 추천하는 의사와 그렇지 않은 의사가 갈린다. 그러므로 다음 4가지를 고려한 후에 결정하는 것이 좋겠다.

❶ 철저한 조사

❷ 같은 나이의 친구나 주위 사람들로부터 정보 수집

❸ 한 의사의 말만 맹신하지 말고, 여러 의사의 의견을 들어볼 것

❹ 집안의 병력 또는 체질 참고

그 다음은 본인의 인생관과 미의식 등에 따라 판단하자.

적당한 근육은 40대야말로 필요하다

'쉐이프 호르몬'이라고도 불리는 여성 호르몬이 감소하는 40대에는 근육의 감소도 일어나고 기초대사도 점점 낮아진다. 지금까지와 똑같은 양을 먹는데도 살이 찌기 시작한다. 이제부터는 운동량을 좀 더 늘리고, 식사의 타이밍과 균형, 그리고 양도 체크해야 한다.

특히 체간을 단련시키는 운동은 빼놓을 수 없다.

앞서 언급했듯이, 20~50세 사이에 불어나는 살의 대부분은 뱃살로 간다. S라인과는 거리가 먼 절구통 몸매가 되는 것이다. 원인은 호르몬 때문만은 아니다. 허리 부분에 살이 붙는 게 먼저가 아니고, 내장을 끌어올릴 체간의 근력이 약해지는 것이 문제다. 상반신

전체에 붙은 살이 밑으로 처져 배 둘레에 쌓인 결과로 뱃살이 나오는 것이다.

여성 호르몬이 적어지는 40대, 50대가 되어도 잘록한 허리, 쏙 들어간 아랫배를 갖고 싶다면, 아랫배로부터 내장을 끌어올릴 근력을 키워야 한다. 배는 나오는 것이 아니라 처지는 것이다. 뱃살은 집어넣는 것이 아니라 끌어올리는 것이다.

나 또한 40대부터 체간 트레이닝을 본격화했다. 그리고 잘록한 허리와 미끈한 배를 얻었다.

또 운동 말고도 새로운 일에 도전할 수 있도록 노력해 보자. 밖으로 나갈 기회도 늘리고, 의식을 해서라도 즐거운 일을 만들어가면서 뇌 구조를 긍정적 모드로 만드는 것이 좋다.

50대가 꼭 알아야 할
다이어트 상식

일본과 다른 선진국에서도 평균 폐경 연령은 50~51세다.

148페이지의 그래프에서도 볼 수 있듯이 여성 호르몬의 양은 급격히 줄어든다. 이와 함께 폐경이 되고 1, 2년 후부터 눈에 띄게 살이 찌기 시작하고, 몸매가 망가지기 시작한다.

폐경 후 80퍼센트의 여성은 살이 찌고, 10퍼센트는 살이 빠지며, 10퍼센트는 변함이 없다. 여성의 몸이 어떻게 변화하는지 알고 있다면, 당황하지 않고 자기 안의 변화를 받아들일 수 있다.

여성 호르몬이 적은 이 단계에서의 다이어트는 젊을 때와 같을 수는 없다. 살을 빼겠다는 의식보다는 살이 찌지 않도록 하자는 의식이 무엇보다도 현실적이다.

다소 시간이 걸리더라도 균형 있는 식사와 적당한 운동은 기본 중 기본이다. 근육의 양이 줄어드는 것을 막기 위해서라도, 식사만으로 살을 빼는 다이어트는 피해야 한다. 단시간에 갑자기 살을 빼면 피부가 처지고 주름이 생기므로 조심해야 한다. 한번 주름이 생기면 되돌릴 수 없다.

60대가 꼭 알아야 할
다이어트 상식

60대가 되면 여성 호르몬이 부족해진 것에 몸이 적응을 한다. 50대에는 이유도 없이 여기저기가 아픈 자각 증상들이 많이 나타나는데, 그것이 60대가 되면 조금씩 누그러져 간다.

그래도 몇몇 분들은 좀 괜찮은가 싶으면 또 다시 증상이 나타나기도 하고, 또 지금까지와는 다른 증상이 나타나기도 한다. 단순한 문제는 아니라는 얘기다. NPO 법인 '여성의 건강과 폐경 협회'의 홈페이지에도 60대부터 몸의 여기저기가 이유 없이 아파 괴로움을 호소하는 사례가 많다는 내용이 있다.

그렇다고 비관적으로 생각할 필요는 없다. 60대를 맞이하기 전에 여성의 신체적 변화를 이해하고 피트니스 클럽에 다닌다든지, 댄스를 시작해 본다든지, 몸을 움직이는 일을 생활화해 보자.

또 언제든 호르몬 보충을 할 수 있는 선택의 여지는 남아 있다. 예전에는 복용하는 약만 보험 대상이었지만, 지금은 여러 종류의 피부 흡수 패치도 보험 대상이 되었다.

호르몬 보충 요법에 관해 전문지식이 있는 의사를 미리 알아두는 것도 좋은 준비가 될 것이다.

이후 70대 중반쯤 되면 다이어트와는 '안녕'을 해야 한다. 이때부터는 영양실조와의 전쟁이 시작된다. 대부분의 사람들은 먹는 양이 줄어들지만, 장수하는 분들은 식욕이 왕성하다. 100세를 넘긴 건강한 분들은 대부분 스테이크나 돈까스 등 육류를 좋아한다. 최후에는 역시 잘 먹는 사람이 살아남는다.

식습관을
고치는 것이 첫걸음

나이대별로 다이어트를 할 때 어떤 점을 주의해야 할지 알아보았는데, 나이를 불문하고 가장 중요한 것은 역시 식습관이다. 살이 찌고 안 찌고는 식습관으로 결정된다고 해도 과언이 아니다.

이제부터 살과의 전쟁에서 이기고자 한다면, 우선 현재 본인의 식습관과 라이프 스타일을 인식하는 일부터 시작하자.

일세를 풍미했던 오카다 토시오의 '레코딩recording 다이어트'가 참고할 만하다. 이 다이어트에서도 지적하고 있듯이, 본인에 대해 본인이 제일 모르고 있다.

평소에 살을 빼야겠다는 의식이 너무도 강한 나머지 의식적으로 채식 위주의 식사를 하고 있지만, 그 반동으로 달디단 커피 등을 흡입하며 사는 사람들이 있다. 본인은 다이어트를 하고 있다고 착각하고 있지만 실상은 그렇지 않은 사람들이다. 이런 타입의 사람들은 살이 빠지지 않는 것은 물론 영양실조의 위험까지 있다.

또 본인은 당질(탄수화물)을 끊었다고 착각하지만 그렇지 않은 경우도 있다. 생선살을 으깨어 만든 어묵이나 소시지, 햄 같은 가공식품에는 반죽을 위해 전분이나 밀가루가 들어간다. 오일 없는 드레싱의 경우에도 마찬가지다. 오일을 넣지 않는 대신 당분이 들어간 첨가물이 사용되고 있다는 불편한 진실을 알지 못하는 경우가 많다. 다이어트용 대체식품이야말로 당질의 보고라는 점을 알지 못하면, 다이어트 아닌 다이어트를 자기 나름대로만 열심히 하는 셈이 된다.

이외에도 늘 같은 음식만 먹는다든지, 한 가지 영양소에만 치우친 식사를 한다든지, 날것만을 고집해 위장을 차게 하는 등 불균형한 식사에 익숙해진 사람들을 심심찮게 볼 수 있다.

자신의 3주간 식사 내용을 노트에 기록해 보고 균형 잡힌 식사를 하고 있는지, 망상에 가까운 다이어트의 주인공은 아니었는지 확인하는 시간을 만들어 보자. 착각이 아닌 제대로 된 다이어트를 하기 위해 대책을 모색해야 한다.

다만 레코딩 다이어트는 남자가 저자인 탓에 유용한 실천 노트이기는 하지만 여성 호르몬을 고려하지 않았다는 점을 감안해야 한다. 자신의 식생활 습관을 체크해 보는 데 참고하는 정도로 알맞을 것 같다. 실제 체중감량 방법은 칼로리 제한을 중심으로 하고 있기 때문이다.

　　당연한 얘기지만, 식사 메뉴를 기록만 하는 것으로는 살을 뺄 수 없다. 식생활 개선을 위해 행동에 옮기는 것이 무엇보다 중요하다.

영양에 관한
감각을 키워라

정말 중요한 문제이니 여기서 영양소에 대해 다시 한 번 생각해 보자. 가장 중요한 것은 단백질과 당질의 균형이다.

단백질 섭취가 너무 적으면 근육이 감소한다. 그렇지 않아도 나이와 더불어 감소해 가는 기초대사량이 더 낮아지고 살이 찌게 된다. 야채나 과일 대신에 좀 더 고기나 생선의 섭취량을 늘리고, 가벼운 근력 트레이닝을 겸하자.

과자는 물론이거니와 과일을 많이 먹던 분들, 또 파스타나 면류 애호가 분들은 당질을 줄여나가야 한다.

얼마 전 여성들에게 인기 있다는 레스토랑에 간 적이 있는데, 레스토랑의 추천 메뉴가 바냐 카우다(스위스의 풍듀와 비슷한 이탈리아 음식. 앤초비, 마늘, 올리브유, 버터, 샐러리, 아티초크 등을 넣어 요리한다)였다. 소스는 굉장히 되직했는데, 이런 식으로 많은 양의 야채를 먹으면 다이어트에 좋다고 생각하기 쉽다. 그러나 안타깝게도 실상은 다르다. 소스에 들어가 있는 엄청난 양의 전분을 간과했기 때문이다.

바냐 카우다에 야채 파스타, 라고 하면 건강에 좋을 것 같은 메뉴이지만, 영양학적으로도 다이어트의 관점에서도 그다지 추천할 만한 것이 아니다.

그렇다고 극단적 당 끊기는 또 생각해 볼 문제다. 요산치가 높아져 통풍이나 신장결석이 될 위험이 높기 때문이다. 당질 제한 다이어트는 고기나 기름의 양은 제한하지 않는데, 전체 칼로리를 전혀 무시할 수는 없다.

무엇보다 단백질 중심의 식생활은 비용이 높은 것이 문제다. 비용을 낮춰 주는 식사의 기본은 소량의 짠맛이 강한 반찬과 많은 양의 탄수화물 섭취다. 이로써 포만감을 느끼게 하는 것인데, 지속적인 건강 식단을 위해서는 식비도 고려하지 않을 수 없다.

그런데 당질 제한 다이어트는 칼로리 제한 다이어트에 비해 체중 감량이 빨리 이루어지는 것 같다(어느 정도 계속하다 보면 양쪽의 차이가 없어지긴 하지만). 단기간의 체중감량을 원한다면 도전해 볼 만하다.

뒤에서 다시 다루겠지만 '와다식 다이어트'를 추천하고 싶다. 이 책의 담당 편집자는 30대 중반인데, 실제 이 방법으로 결혼식까지 4개월간 4킬로그램 감량에 성공했다(결혼식 후에는 행복감 때문인지 예상했던 대로 원래 체중으로 돌아갔지만).

건강보조식품에 다이어트 효과가 있을까

다음과 같은 다이어트 효과를 찬양한 건강보조식품이 있다.

- 당질 흡수를 억제한다 : 사라시아(허브 티), 김네마(김네마 실베스터 gymnema sylvestre 잎으로 만든 허브티), 백색 까치콩 진액
- 지방질, 콜레스테롤 흡수 억제 : 키토산, 베타 글루칸
- 기초대사를 높인다 : 캡사이신, 엘카르니틴

이렇게 '살 빼는 데 효과적'이라고 강조하고 있는 건강보조식품도 단독으로는 효과를 기대할 수 없다. 패키지를 자세히 살펴보면 작은 글씨로 '적당한 식사와 운동을 병행해 주세요'라고 쓰여 있다. 그렇다. 어떤 경우에도 적당한 식사와 운동을 배제할 수는 없다.

"현대 여성은 철분과 아연이 부족해 체력이 저하되고 살이 빠지기 어려운 체질이 되고 있기 때문에, 건강보조식품을 충분히 섭취하자"는 기사가 유명 신문의 건강란에 실린 적이 있다. 그러나 몸이 좋아지는 것과 다이어트는 다르다. 건강보조식품이 우리 몸에 어느 정도 효과를 줄지는 사실 애매하다. 비싼 돈을 내고 일부러 건강보조식품을 구입할 필요까지는 없다.

현대 여성의 대부분은 의학적으로는 뚱뚱하지 않다. 미용상으로 더 날씬해지고 싶은 욕구 때문에 다이어트를 하고 있는 것이다. 다이어트를 위해서라며 건강보조식품에 의존하지 말고, 음식의 영양소를 이해한 후 편식을 바로잡는 것부터 시작해야 한다.

트렌드에 휩쓸려 이슈가 된다는 건강보조식품을 맹신하거나 특정 식품을 과잉섭취하지 않도록 조심할 필요가 있다.

예전에 TV 프로그램에서 간수(두부를 만들 때 응고제로 사용하는 것)가 다이어트에 좋다고 하자, 과잉으로 섭취해 죽음에 이르는 사례도 있었다. 체질에 따라서는 철분 섭취도 구토나 설사를 일으킬 수 있다. 건강음료 이미지가 강한 녹즙도 신장이 약한 사람이 마시면 다량 함유된 칼륨을 배설하지 못해 고칼륨혈증으로 이어질 수 있다.

우선은 일상의 식사를 어떻게 균형 잡힌 식사로 만들 수 있을지 냉정하게 분석할 수 있는 능력이 중요하다.

일본 음식이 최고라는 신념도 버리자

기름기가 많은 서양식, 설탕과 염분이 강한 일본식, 그 차이를 알고 있으면 식사의 균형을 생각할 때 편리하다. 오뎅류, 건어물, 초밥 등 일본식은 생각보다 염분이 강한 음식들이다.

일본식은 조림 등의 간을 할 때 맛을 가미하기 위해 설탕을 많이 사용하는데, 서양식은 소스를 제외하면 요리 자체에 설탕을 사용하는 것이 거의 없기 때문에 자연히 디저트의 존재가 커진다.

일본이 장수국이 된 이면에는 전후戰後의 위생관리 개선으로 결핵 같은 집단감염이 사라지고, 육식에 의한 단백질원이 향상돼 혈관이 비약적으로 건강해졌다는 배경이 있다.

세계의 장수국은 일본만이 아니다. 홍콩, 스위스, 산마리노 공화국, 모나코 등이 있는데, 중식이든 양식이든 섭취 칼로리와 영양 밸런스가 확실한 식문화, 그리고 경제력이 있으면 건강을 유지할 수 있다는 사실이 증명되었다. 그러니 꼭 일본식을 고집할 필요는 없다(맵고 짠 한국식도 마찬가지 아닐까).

만족감 있는 식사가 되도록 신경 써라

평소 메뉴의 식재료나 양념을 칼로리가 낮은 것으로 바꿔보자. 그 대신 양을 조금 늘려 포만감을 얻을 수 있다면 다이어트에도 성공할 수 있다. 그러나 칼로리가 낮은 식재료라고 해서 많이 먹으면 당연히 살도 찐다.

'먹으면서 다이어트한다'는 달콤한 말은 유감이지만 꿈에서나 존재하는 이야기다. 나도 가리지 않고 잘 먹기는 하지만, 많이 먹지는 않는다. 식사량을 콘트롤할 수 있는 습관을 붙이자. 영양소의 균형을 생각하며 지금까지의 식사보다 조금 양을 줄여보자. 쉬운 일은 아니지만 다이어트의 왕도는 결국 이것밖에 없다.

살을 빼려고 하는데 배불리 먹어서는 안 되지만, 극단적으로 먹는 양을 줄이면 근육량이 줄어 기초대사도 낮아진다는 점 기억하기 바란다. 게다가 뇌가 기아에 대비해 영양을 잘 흡수할 수 있는 몸으로 바꿔 버린다는 것도 기억하라.

따라서 식사를 할 때, 간식을 먹을 때의 만족감은 참 중요하다. 다이어트 중에 소량의 단 음식을 먹어주면 뇌의 스트레스를 줄여 다이어트에도 효과적이다. 적절한 순간에 잘 활용하기 바란다.

미녀 대회 우승자를 만들어낸
추천 메뉴 2가지

식습관을 고치고 균형 잡힌 식사를 하라고 아무리 말을 해도, 표본으로 삼을 만한 샘플 없이는 그저 막연하게 느껴질 것이다. 따라서 수많은 다이어트 중 35세 이후의 여성이 참고로 삼기에 좋을 만한 2가지 다이어트를 소개하려고 한다.

여러 종류의 다이어트 책에서 저자에 따라 방법이나 의견은 조금씩 달라지지만, 다양한 식재료로 균형 잡힌 식사를 습관화하는 것이 최적인 것만은 변함없다. 지속 가능성이 있는가, 본인의 취향이 어떤가, 목표로 삼는 미美의 기준은 무엇인가에 따라 선택하면 좋을 것이다. 그러면 최고로 아름다운 여성을 만들어내기 위해 고안된 2가지 다이어트 방법을 지금부터 알아보겠다.

세계 기준의 아름다움을 목표로

세계 미스 유니버스 대회에서 오랫동안 일본은 성적이 부진했다. 그러다 이네스 리그론Inès Ligron이라는 이름의 외국인이 직접 지도해, 국제적으로 통하는 일본 미인을 길러냈다. 2006년 세계대회에서 치바나 쿠라라는 2위에 입상했으며, 2007년에는 모리 리요를 우승으로 이끈 것이다. 이것을 계기로 현재의 미스 붐이 이어졌다.

　이때 그녀들의 영양 지도를 한 사람이 있다. 호주 출신의 에리카 앙겔Erica Angyal이라는 사람인데, '세계 기준의 여성미'라는 관점에서 지도했다는 점이 차별화되어 저서 『세계 최고의 미녀가 되는 다이어트』도 베스트셀러가 되었다. 다이어트만 소개하는 것으로 그치지 않고 세계에서 통할 수 있는 미녀의 조건을 알려주는 책이다.

　'일본의 귀여운 여자'에서 '전 세계에서 인정하는 품위 있는 여자'가 되기 위해서는 우선 상반신의 빈약함부터 해결해야 한다고 한다. 일본인은 뚱뚱한 하반신을 최대의 콤플렉스로 생각하기 쉽지만, 외국인의 관점에서 보면 다르다. 아직 소녀 같은 미성숙함이 있는 상반신으로는 유니버스 대회에서 명함도 내밀 수 없다는 것이다.

또 냉한 체질의 여성이 많다는 것도 일본의 특징이라고 지적하고 있다. 이 책에서 말하는 것처럼 근육량의 문제인지, 이 책의 뒷부분에서 이야기하는 라이프 스타일의 변화 때문인지, 원인은 확실히 하기 어렵지만 어쨌든 몸이 차가우면 지방은 연소되지 않는다.

영양 밸런스를 잡아주는 저당식 메뉴

이에 비해 일본의 다이어트 방법으로 오랫동안 유명했던 것은, 미스 일본을 배출하기 위해 만들어진 '와다식 9품목 다이어트'이다.

1950년 전후 미국의 원조 활동에 대한 감사의 일환으로 양국의 우호증진을 위해 여성 친선대사를 뽑는 제1회 미스 일본 콘테스트가 개최되었다. 그때의 우승자가 후일 일본을 대표하는 미인 여배우 야마모토 후지코다.

이전까지 일본의 미인 심사 기준은 '얼굴'이 중심이었는데, 이 '미스 일본'은 얼굴만이 아니라 스타일과 교양이 심사 요건으로 추가되었다.

새로운 여성미의 기준이 탄생했지만, 미스 일본 선발대회는 일시

중단되기도 했다. 이것을 다시 부활시킨 사람이 바로 건강미용가이자 TV 미용체조의 지도자였던 당시 45세의 와다 시즈오였다. 1967년의 일이다(트위기가 일본을 방문한 해).

와다 시즈오는 이미 50여 년 전에 9품목 식사를 제안해 다이어트에 있어서 영양의 균형이 중요함을 강조했던 것이다. 그녀는 아자부 수의 전문학교(현재 아자부 대학 수의학부)에서 축산학과 생리학을 전공했는데, 경마용 말을 돌보면서 '일정한 체중과 윤기 있는 털을 유지하기 위해서는 매일 균형 있는 먹이, 적당한 운동과 마사지가 중요하다'는 것을 깨달았다고 한다.

먹을 것이 없었던 시대에서 마음껏 먹을 수 있는 시대로 가는 과도기에 축산 전문가에서 미용 전문가로 전환한 것은 자신이 비만으로 고민했던 것이 계기가 되었다는 설도 있지만, 어쨌거나 해결의 실마리는 경주마인 서러브레드thoroughbred였다고 한다. 발상이 참 재미있다.

여러 종류의 다양한 단백질 섭취가 포인트!

'미스 일본'은 일본 내에서 여성미의 최고를 뽑는 대회이고, '미스 유니버스'는 세계 기준의 미에 합당한 최고의 여성을 뽑는 대회다. 이 두 가지 기준을 함께 살펴보면 다음과 같은 공통된 의견이 있다.

❶ 칼로리만 신경 쓰고 영양에는 신경 쓰지 않는 다이어트라면 살은 뺄 수 있으나 아름다움과는 거리가 멀다.

❷ 다양한 색깔의 야채와 양질의 단백질을 충분히 섭취한다.

❸ 한 가지 식품을 장기적으로 섭취하지 않는다.

❹ 식품의 균형과 다양성을 고려하고, 풍성하고 즐거운 식생활을 목표로 한다.

반대로 다른 점은 다음과 같다.

❶ 한 번의 식사량과 섭취하면 좋은 품목

❷ 탄수화물과 과일 섭취의 유무

❸ 간식의 유무

❹ 식사 횟수와 타이밍

❺ 운동의 종류

'와다식 다이어트'에서는 1회 식사에 9품목, 즉 고기, 생선, 조개,

두부, 달걀, 유제품, 기름, 해초, 야채를 모두 갖추어 충분히 먹는다. 단, 탄수화물과 과당이 많은 과일은 극히 소량으로 제한하든가 먹지 않는다. 그리고 식사 시간은 반드시 6시간 이상 공백을 두고, 간식은 금한다. 1일2식으로 배불리 먹고, 그 이상의 음식물 섭취는 절대로 금한다.

반면 '세계 최고의 미녀가 되는 다이어트'는 1회 식사에 양질의 단백질, GI 지수가 낮은 야채와 곡물, 양질의 지방을 균형 있게 섭취한다. 곡물은 포만감을 위해 소량이라면 허용하고, 현미나 통밀, 천연 효모 등 정제되지 않은 것을 추천하고 있다.

특히 섭취하는 지방의 질을 강조하는데, 한 끼 식사를 먹을 때는 양껏 먹는 것이 아니라 배부름의 80퍼센트 정도만 채우는 것으로 한다. 하지만 공복 시의 급격한 혈당치 상승을 피하기 위해 소량의 간식은 허용하는데, 견과류나 건과일 등을 적당한 것으로 본다. 여기서는 식이섬유와 항산화 성분이 있는 과일을 적극 추천하고 있다.

마지막으로 운동이다. 와다식은 주 1회 가벼운 운동을 추천하지만, 세계 최고의 미녀식은 체중감량을 위한 유산소운동과 몸의 탄력을 위한 웨이트 트레이닝(근력 운동)을 추천하고 있다.

지속성과 지향하는 미의 기준에 따를 것

이 중 어느 쪽을 선택할지는 목표로 하는 미의 기준과 지속 가능성의 관점에서 선택하기 바란다. 특히 와다식은 영양의 균형 면에서는 훌륭하지만 당질 제한 다이어트의 일종이기 때문에 본인의 성향과 맞는지 여부를 잘 생각해야 한다.

나이가 들어도 그저 마른 체형이 아닌, 근육이 탄탄한 몸을 목표로 하는 사람이라면 에리카의 세계 최고 미녀식을 택하는 것도 좋을 것 같다.

하지만 유감스럽게도 현재 일본에서는 '귀여움'을 최고로 생각한다. 어떤 미녀도 아이돌 AKB를 이길 수는 없다.

외국에서는 나이가 들어도 그 나이에 걸맞는 지적인 아름다움과 몸매로 자신만만하게 살아가는 매력적인 여성들이 아주 많다. 그런 여성들을 많이 보아온 나로서는, 미스 유니버스와 같은 세계적인 미인을 목표로 해줬으면 하는 바람도 있다.

어느 쪽을 선택하든, 운동할 때 주의할 점은 운동량의 콘트롤이다. 다이어트를 막 시작했을 때는 의욕이 넘쳐 운동도 무리하기가 쉽다. 그런데 무리해서 운동을 하면 공복도 쉽게 온다는 것이 문제다. 그런 이유로 운동량을 콘트롤할 필요가 있는 것이다.

어느 정도 체중이 감량되고 식이요법에도 익숙해지면, 그때부터 몸의 탄력을 위해 운동량을 조금씩 늘려가는 것이 가장 좋다.

운동으로 소비되는 칼로리에는 한계가 있다. 살을 빼기 위해 운동을 하는 것보다 날씬하고 탄력 있는 몸매를 유지하기 위해 필요한 것이 운동이라고 생각하는 편이 합리적일 것이다.

아사쿠라 식
안티에이징 다이어트

마지막으로 자기 자랑 같아 쑥스럽지만, 내가 실천해 온 다이어트 습관에 대해 얘기하려고 한다.

현재 나는 57세의 나이에 48킬로그램을 유지하고 있다. 이게 가능한 것은 지금까지 꾸준히 지켜온 다이어트 습관 때문이라고 생각한다. 덕분에 부끄럽게도 앞서 소개했던 것처럼 55세의 나이에도 비키니 화보를 소화할 수 있었다. 여성 호르몬의 중요성을 생각해 40대 중반부터 다음의 사항을 습관화한 결과라고 생각한다.

40대 중반부터 실천한 식사 습관

❶ 단백질을 충분히 섭취한다.

❷ 여러 종류의 다양한 단백질을 골고루 섭취한다(고기, 생선, 콩 등).

❸ 양질의 지방을 섭취한다(올리브 오일이나 오메가3 중심).

❹ 대용품을 섭취하지 않는다(예를 들면 저지방 우유를 많이 마시는 것보다 일반 우유를 소량 마시는 걸 택한다).

❺ 야채는 생야채, 익힌 것, 옅은 색, 녹황색 등 균형 있게 섭취한다.

❻ 영양 밸런스는 4일 단위로 조절하지만, 너무 구애받지 않는다.

❼ 탄수화물은 소량만 섭취한다(덮밥의 밥은 반을 남기고 샌드위치의 빵도 조금 남기는 등의 방법인데, 외관상 안 좋아 보일 수 있지만 사전에 상대에게 양해를 구해둔다).

❽ 식사 전체의 칼로리를 파악한다.

❾ 술은 식사 때 적당량만 곁들이는데, 아주 가끔만 술자리에 간다(본격적으로 다이어트를 할 때는 자제한다).

몸을 냉하게 하지 않는 습관

특히 몸을 따뜻하게 하는 것은 아주 중요하다. 나는 50대라는 나이에도 어깨나 등을 내놓는 패션을 즐기는 타입이지만, 반드시 지키는 것들이 있다.

우선 기본적으로 맨발로 다니지 않는다. 이 원칙은 여름철에도 반드시 지키는데, 비교적 늦은 나이인 35세에 결혼했는데도 바로 임신이 가능했던 것은 평소 몸을 따뜻하게 해왔던 결과라고 생각한다.

여름에 스타킹을 신고 샌들을 신으면 촌스럽다고 생각해 맨발로 다니는 경우가 많다. 앞서 설명한 대로 유럽 여성들의 패션이 건너와 보편화한 경우인데, 이들이 맨발로 구두를 신는 것은 습도가 낮고 에어컨이 필요 없는 기후 때문이라 우리와는 맞지 않는다. 게다가 백인들은 우리보다 체온이 1도 정도 높다.

그러나 멋을 내기 위해 여러모로 궁리하고 노력하는 것도 인생을 즐기는 큰 요소가 아닐까. 그래서 나는 다음을 실천해 왔다.

❶ 어깨나 등을 내놓는 패션인 경우 숄 같이 살짝 걸칠 수 있는 것을 준비한다(전철을 이용할 때는 숄로 무릎을 덮는다).

❷ 스커트를 입을 때는 피부색의 스타킹을 착용한다(발가락이 보이

는 구두는 스타킹을 신었을 때 보기 흉하기 때문에 앞이 뚫린 샌들은 피한다).

❸ 바지를 입을 때도 피부색의 판타롱 스타킹을 신고 구두를 신는다.

❹ 맨발의 패션을 꼭 해야 할 상황이 있으면, 그때만 벗거나 스타킹을 가지고 간다.

❺ 샤워가 아니라 탕 속에 들어가 전신욕을 한다.

몸매를 지키는 운동 습관

❶ 심하지 않은 운동을 일상화한다

의식적으로 보폭을 크게, 씩씩하고 경쾌하게 걷자. 댄스나 골프 레슨으로 일상을 활기차게 만들고 스트레스를 발산시키는 것도 좋은 방법이다. 집에서 매일 5분 체간 스트레칭 체조를 한다. 양치질을 할 때도 발꿈치를 들고 발끝으로 서서 하면 운동할 시간을 따로 내지 않아도 되니 좋다.

❷ 추천하고 싶은 늑골 조이기 운동

나의 복근은 여러 개로 나뉘어 있는 형태가 아니고, 양 옆에 세로로 있다. 그렇다고 복근 운동을 따로 하는 것은 아니다. 생각 날 때마다 내가 고안해 낸 늑골 조이기를 하고 있을 뿐이다. 이 방법은 하복부 탄력에는 아주 최강이다. 꼭 추천하고 싶은 방법이므로 일상생활 속에서 실천해 보기 바란다. 포인트는 다음 3가지다.

- 내장을 끌어올린다(이미지로).
- 옆구리를 조여 늑골을 조인다.
- 견갑골(어깨뼈)을 끌어내린다.

지하철을 기다릴 때, 신호 대기 중에, 집에서, 사무실에서, 단 5초라도 좋으니까 일상화해 보자. 익숙해지고 이 자세가 기본이 되면 당신은 예쁜 몸매의 소유자로 거듭날 것이다.

❸ 인생을 즐기기 위한 3가지 포인트
- 진심으로 즐길 수 있는 취미활동(나는 여성 보컬그룹 활동을 한다. 내장의 활성화, 스트레스 발산, 타인 앞에서 노래를 해야 한다는 긴장감으로 정신적 활성화를 도모하고 있다)
- 나를 가꾼다(화장, 헤어 스타일, 예쁘게 보이려는 자세, 동작도 의식한다).
- 남편과 스킨십을 많이 하려고 노력한다.

항상 여자이고 싶다

내가 에이징aging 전문가로 활동하며 벌써 20
년 가까운 세월을 보냈다. 지금 생각하면 처음에는 '에이징'이란 의
미조차 제대로 이해하지 못한 게 아닌가 스스로 의심스럽지만, 그래
도 유명신문에서의 직함은 '에이징 평론가'였다. 하지만 나는 활동을
시작했던 당시부터 지금까지 안티에이징을 강조하지는 않았다.

미국이나 유럽 사람들의 생각으로 '육체'와 '정신'은 별개이다. 육
체는 그저 상자에 불과할 뿐, 어떤 형태로 바뀌어도 강인한 정신은
어떠한 영향도 받지 않는다. 하지만 동양 사상은 다르다. '몸과 마음'
은 하나다. 서로 작용을 하고 영향을 받는다.

내가 막 활동을 시작했을 당시, 미국의 안티에이징 의학회 총회에 참석했을 때의 일이다. 유전자 조작으로 우람한 근육의 복제 소가 환호성 속에서 모습을 드러냈을 때, 나는 엄청난 위화감을 느꼈던 기억이 생생하다.

'나이를 먹지 않기 위한 의학이라니 왠지 찜찜하다. 인간은 죽는 존재이고, 다음 세대에 바통을 넘겨주는 것도 중요한 일이다. 나이 먹는 것을 받아들이며 최선을 다하는 그런 삶을 배우고 싶고, 그것을 연구하고 싶다.'

그런 생각을 하며 '액티브 에이징'이라는 말을 생각해 냈고, 사람들의 인식을 바꾸기 위한 활동을 계속해 왔다.

우리는 자신의 몸이 어떻게 성장해 가는지 학교에서 배운다. 하지만 20대, 30대, 40대, 50대로 나이를 먹어가는 사이 우리의 몸은 어떻게 변화해 가는지 배울 기회는 없다. 보통의 사람들이 왜 그것을 꼭 알아야 하는지 이해되지 못해왔던 것이다.

하지만 안티에이징 의학이 붐이 일면서 처음으로 우리는 인간의 몸이 어떤 변화를 거치는지 그 흐름을 이해하기 시작했다. 앞으로 몸이 어떻게 변해갈지 이해한 후에 안티에이징을 시도해야 좋은 결과를 얻을 수 있다는 사실을 알게 되었다. 젊은 여성 스포츠 선수들이 예민한 몸이 되어가는 것이 이 사실을 보여주는 좋은 사례일 것이다.

항상 여자이고 싶다

다이어트도 다르지 않다.

남성에 비해 여성은 인생에 있어서 많은 다양한 상황들을 겪는다. 때로는 아주 힘든 상황도 있다. 하지만 어떤 힘든 상황에 처하든 여자는 예쁜 모습으로 있기를 희망한다.

어떤 상황에서도 여자이기를 포기하지 말고 긍정적으로 한발 한발 내딛을 수 있도록, 마지막으로 어드바이스를 덧붙이고자 한다.

이 책에서 얻은 지식으로 강한 의지를 가지고 시간을 들여 다이어트에 도전하기를 바란다. 그분들께 힘이 될 수 있었으면 좋겠다. 한단계 개선된 생활습관은 반드시 당신의 인생을 상상 그 이상으로 바꿔줄 것이다.

지금 열심히 일하고 있는 당신에게

불규칙한 직장 생활은 물론 힘들 것이다. 야근하면서 과자 같은 주전부리는 부디 삼가길 바란다. 무의식중에 섭취하는 당질에 주의하라. 우선은 자신의 식생활을 기록하고 검토한 후에 다이어트를 시작하자.

자기 전에 먹으면 살이 찐다고 한다. 그것은 먹는 시간대가 밤이라서 그렇다기보다는 그런 패턴의 생활습관이 살이 찌는 가장 큰 원인이 되기 때문이다. 이런 경우 스트레스 관리도 중요하다. 운동은 스트레스 발산과 탄력 있는 몸을 만드는 데 최고이지만, 운동만으로 살을 뺀다는 것은 불가능하다는 사실을 잊지 말기 바란다.

임신을 생각하고 있는 당신에게

여성의 임신 가능성은 36, 37세가 지나면 급격히 낮아진다.

육체적인 면으로만 본다면야 여성이 임신하기에 최적의 나이는 19세다. 수명이 늘고 평균수명 90세 시대인 점을 감안하면 너무 빠른 것처럼 생각되겠지만, 자궁의 수명은 조선시대나 지금이나 변함없다는 것을 생각해 보라. 평균수명 50세였던 시절을 생각하면 납득이 될 것이다. 그렇다고 모두 19세에 임신할 수는 없으니 우선 임신하기에 적정한 나이를 이해하는 것부터 시작하자. 그리고 몸을 냉하지 않게, 따뜻하게 하는 습관을 들여야 한다.

사실 불임은 선진국들의 문제라고 한다. 식사나 주거환경이 결코 좋은 환경에 있다고 말할 수 없는 이뉴잇Inuit(에스키모인에 대한 캐나다 호칭) 등 원시적 생활을 하고 있는 사람들에게는 불임이 없다고 한다.

유전자를 남기지 않으면 안 된다는 본능이 강하기 때문이다(에어컨이 없는 것도 하나의 원인이라는 설도 있으니 체온 유지는 그만큼 중요하다).

일로 인한 스트레스 때문에 불임이 되기도 하지만, 부부가 아이를 만들 기회가 적어진 것도 사실이다. 혼자 아이를 만들 수는 없다. 다이어트에 관해서도 지금 꼭 살이 빠져야 하는 것인지, 아이가 먼저인지 우선순위를 상의해서 결정하도록 하자. 어쩌면 당신이 임신할 수 있는 시간은 생각만큼 많이 남아 있지 않을지도 모른다.

임신중인 당신에게

물론 과체중은 좋지 않다. 하지만 아기를 낳고 나서 본인이 날씬해질 것을 대비해 가장 소중해야 할 뱃속의 아이를 외면해서는 절대 안 된다.

20년도 지난 옛날 일이기는 하지만, 내가 아이를 낳았던 그 시절에는 아기 몸무게 3킬로그램, 거기에 2킬로그램을 더해 산모의 체중은 5킬로그램 늘어나는 것이 이상적이었다. 하지만 내가 출산했던 하와이의 카피오라니 병원의 담당 의사는 "체중 늘어나는 숫자에 너무 민감하게 반응하지 마세요. 뱃속에서 자라고 있을 아기만 생각하는 것이 엄마가 되려고 하는 당신의 의무입니다."라고 이야기했다. 몸의 변화에 대한 제대로 된 지식이 있다면, 당신은 출산 전보다 더 예쁜 보디라인을 실현할 수 있다. 내가 보증한다.

아이를 키우고 있는 당신에게

육아는 대단한 체력과 정신력이 필요하고, 돈도 필요하다. 나도 아이가 하나 있다. 육아가 끝난 지금은 그런 생각이 든다. 자기관리는 생각도 못하고 아이들과 똑같이 먹고 마시고 하다 보면, 자신도 모르는 사이 뚱보가 되어 있다. 그러나 당신은 성장하는 시기에 있는 아이들과 비교하면 기초대사도 활동하는 스피드도 다르다. 그렇기 때문에 아이들과는 다른 메뉴여야 한다. 만약 메뉴가 같다고 해도 양은 달라져야 한다.

스트레스 해소도 중요하다. 먹는 즐거움이 전부가 아닌, 자신을 돌아보며 가꾸는 시간과 기회를 갖도록 하자. 엄마가 아닌, 한 사람의 여자로서 자신을 의식하면 다이어트도 효과적이다.

지금 당장은 끝날 것 같지 않은, 힘겹기만 한 육아도 인생의 긴 터널에서 보면 눈 깜짝할 사이에 지나가 버린다. 육아를 끝낸 경험자로서 얘기하면 엄마로서의 그 시간도 즐겼으면 좋겠다. 아이들에게 당신이 절대적으로 필요한 시간도 사실은 그리 오랜 시간 지속되지 않는다.

그와 동시에, 바빠서 시간도 없고 힘도 들겠지만 당신 자신을 위해 즐기는 시간을 가지라고 말해주고 싶다. 사실 아이들도 그런 당신을 응원해 줄 것이다.

육아를 끝낸 당신에게

내 주변에는 아이들을 다 키운 50세 전후부터 갑자기 멋을 내고 다이어트를 시작하는 여성이 적지 않다. 그러나 기초대사가 적어진 관계로 다이어트를 해도 생각만큼 살이 빠지지 않아 초조해한다. 그러나 초조해할 필요 없다. 적어도 5개월간은 지속 가능한 다이어트 방법을 선택하도록 하자.

또 근육을 유지하기 위해서라도 운동은 잊지 말기를 바란다. 예전의 젊음으로 되돌릴 수는 없지만, 시간적, 금전적으로 여유는 생겼을 것이다. 마음의 여유를 가지고 삶을 즐기며 다이어트를 한다면, 서서히 탄력 있는 몸이 만들어진다.

나도 노래를 배우려고 트레이닝을 받으면서, 소리를 내기 위해서는 엄청나게 복근을 사용한다는 사실을 알게 되었다. 50대 중반에 만난 사람들과 여성 3인조 보컬 그룹을 결성해 활동하면서, 나날이 탄력 있게 변해가는 몸매를 실감하고 있다.

이 나이 때 무리해서 고통스럽게 살을 빼면, 주름이 생기고 탄력이 없어져 피부가 늘어진다. 즐기면서 지속 가능한 다이어트 방법을 선택하는 것은 그 무엇보다 중요하다.

항상 여자이고 싶다

40대 후반에 복근이 생기다!

건강서인 이 책을 번역하면서 신기하게도 나는 지나간 내 삶이 떠올랐다. 50대를 눈앞에 둔 나이에 아직까지도 일본어학원 강사로 일하고 있는 나는 일본어 공부가 한창 붐이던 시절 승승장구했었다(지금도 일본어 강사 순위로는 1위를 달리고 있긴 하지만). 열심히 부동산 공부를 한 덕택으로 그 분야에서도 괜찮은 수입을 내고 있다. 몇 권의 책을 냈을 뿐이지만, 그래도 어렸을 적 꿈이었던 작가의 타이틀도 얻을 수 있었다.

하루하루 즐거운 나날이었고 보람찬 일들의 연속이었다. 학원 강사라는 직업의 특성상, 잠도 주말에 몰아서 자야 했지만 평일의 수

면시간은 3~4시간이면 충분하다고 생각했다. 잠자는 시간이 아까울 정도로 깨어 있는 시간들이 행복했으니까. 나는 스스로 스트레스가 제로라고 생각했다. 그러나 결국엔 알게 되었다. 몸은 과로로 인해 만신창이가 되어 있었던 사실을.

그 증거로 나는 늘 한포진(재발성 습진 피부질환)을 달고 살았다. 10여 년 전 결혼에 실패하면서 감당하기 어려운 스트레스를 겪은 후부터 가지고 있던 만성질병이었다. 심할 때는 손가락을 잘라내 버리고 싶을 정도로 가려웠다. 손에 염증이 생기고 피가 나는데, 그 아픔은 마치 상처 난 부위에 고춧가루를 뿌린 듯한 느낌이라고 하면 맞을까. 종이에 손을 베었을 때 느껴지는 아픔 같은 것이 한 군데가 아닌 손바닥의 모든 신경을 공격하는 듯이 돌아다녔다. 가렵고 아프고 짓무르고의 반복이 나에겐 일상이었다.

거의 10년이 넘게 유명 대학병원은 물론이고 좋다는 한의원부터 민간요법까지 할 수 있는 짓은 다 해봤다. 그런데 약, 주사, 침의 효과는 늘 일시적이었다.

그래도 지긋지긋한 한포진 외에는 전혀 문제가 없었다. 밤늦게 폭식을 해도 붓지 않는 얼굴, 바위도 소화시킬 만큼 튼튼한 위, 바쁜 일상을 소화해 내면서도 감기 한번 걸리지 않는 면역력 때문에 건강 하나는 타고 났다며 주위의 부러움도 샀다. 그런데 47세가 지나면서

부터 몸이 삐걱거리기 시작했다. 담이 자주 오기 시작하더니 약으로
는 잘 듣지가 않았다. 심할 때는 옆으로 뒤척일 수도 없을 정도로 통
증이 심했고, 오른팔이 올라가지 않았다(인정하고 싶지 않지만 남들은 오
십견이라고도 했다). 어떤 때는 다른 손가락은 멀쩡한데 수도꼭지를 위
로 올릴 수 없을 정도로 오른쪽 엄지가 심하게 아프기도 했다. 심지
어 샴푸병의 펌프를 누를 힘도 없었다.

담 때문이었는지 자연스러워야 할 생리현상까지도 너무나 힘이
드는 때도 있었다. 혼자 편히 있는 시간에도 재채기, 방귀를 마치 남
에게 들켜서는 안 될 순간처럼 조심스럽게 할 수밖에 없었다. 등이
너무 아파서였다. 대학병원 물리치료도 받고 마사지도 받았지만 증
상은 주기적으로 찾아왔다.

게다가 소화력까지 문제가 생겼다. 바위도 씹어 먹을 만큼 자신 있
던 위장이었는데, 2시쯤 먹은 점심이 저녁 8시쯤 되면 배에 가스가
차고 더부룩해지면서 자주 체하기까지 했다. 눈이 부었다는 말도 가
끔 들었고, 어깨는 어찌나 결린지 누군가가 돌로 누르고 있는 듯 느
껴졌다. 갑자기 몸이 만신창이가 되자 막연히 '죽고 싶다'가 아니라
진심으로 자살을 생각하기도 했다.

내 수업을 듣는 50이 넘은 수강생 분이 계신데, 상담을 요청하자
갱년기 증상이라고 하셨다. 조금 시간이 흐르면 괜찮아지고, 나이 먹

어가는 자신의 몸에도 익숙해질 거라고 하셨다. 그래서 약국에서 파는 갱년기 약도 복용해 봤지만 담은 주기적으로 찾아왔고, 소화불량은 여전했다. 어깨 결린 것도 나아지지 않았다. 결국 산부인과에 갔더니 호르몬 주사를 권했다. 인터넷도 찾아보고, 책도 사서 읽어봤다. 부작용 문제나 유방암의 원인이 되기도 한다는 말에 선뜻 결심은 하지 못했다. 워낙 건강보조식품을 좋아하다 보니 지인들은 200살까지 살 거라고 위로했다.

처음 이 책의 번역을 의뢰받았을 때 사실은 고민했다. 나는 지금까지 살면서 다이어트라는 것을 한 번도 생각해 본 적이 없다. 아무리 먹어도 살이 찐 적은 없었기 때문이다. 번역에 대한 욕심은 있었지만 지적 감성을 자극하지는 않았다. 어차피 시간과 에너지를 쓸 거라면 처음 번역한 책 『생각이 실력이다』처럼 내 삶에 도움이 되는 책을 하고 싶은데, 생각하며 번역을 시작했다.

처음 서장에서 다이어트의 변천사에 관한 이야기가 시작되었을 때는 개인적으로 재미가 없었다. 그 부분을 번역하는 기간 동안에는 학원 수업시간에 이 책 잘 안 팔릴 것 같다고 할 정도였으니까. 이 책의 열렬한 팬이 된 지금 생각하면 참 어이가 없다. 학원 수강생들에겐 늘 상대의 입장에서 생각해라, 배려해라 등의 말들을 나열하면서

40대 후반에 복근이 생기다!

내가 무슨 짓을 한 거지. 그런 면에서 이 책은 건강서이면서도 나에게 '너나 잘해라'라는 깨달음을 주었다.

여성 호르몬과 여성 건강의 관련성이 나오는 부분부터 나는 '유레카'를 외쳤다. 이후부터는 학원 수업시간에 이 책에 관해 찬양을 하다가 급기야 지금은 고급반 교재로도 사용하고 있다.

저자가 이야기하는 건강 미인, 즉 주름은 있어도 탄력이 있고, 삐쩍 마른 볼품없는 몸매가 아닌 적당한 근육이 있는 여자는 아름답다. 근육은 아름다움뿐 아니라 건강을 좌우하는 핵심이기도 하다.

이 책을 번역할 무렵, 나는 태어나서 처음으로 종합검진을 받았다. 다른 데는 별 이상이 없었는데, 콜레스테롤 수치가 문제였다. 총콜레스테롤 275, 중성지방 71, 고밀도 콜레스테롤(HDL) 85, 저밀도 콜레스테롤(LDL) 176이었다. 고지혈증 진단을 받고 약도 처방 받았다. 콜레스테롤은 노인들과 비만인 사람들한테만 있는 줄 알았는데, 정말 엄청난 충격이었다. 의사가 말하기를, 고지혈증 약은 거의 평생 달고 살아야 한다고 했다.

이 책을 번역했던 것은 나에겐 천만다행이었다. 건강에 많은 관심을 가지게 되어, TV도 예능과 드라마 위주에서 건강 프로그램만 열심히 보는 것으로 바뀔 정도였으니까. 약은 일주일 먹다 팽개치고 식사 조절과 운동을 열심히 하기 시작했다. 3개월 후 총콜레스테롤 145, 중성지방 72, 고밀도 콜레스테롤(HDL) 73, 저밀도 콜레스테롤(LDL) 58, 수치는 정상으로 돌아왔다.

지금 나는 이 책을 번역하기 전과 완전히 다른 식생활과 운동량을 유지하고 있다.

먼저 신경 써서 운동을 하고 있다는 점이 다르다. 운동을 하고 있지만 시간을 내어 피트니스센터에 다니는 일은 하지 않는다. 집에서 TV를 시청하면서 플랭크(20초부터 시작해 현재 2분), 스쿼트(10번부터 시작해 현재 50번), 접시 돌리기(5번부터 시작해 지금은 지칠 때까지), 108배(처음 5배부터 시작해 아직은 15배 정도)를 하고 있다. 처음엔 무리하지 않고 조금씩 시작했던 것이 지금은 횟수가 꽤 늘었다. 다만 하루도 쉬지 않고 진행하고 있다는 것이 포인트다.

요즘 애플힙이 유행이다. 엉덩이 근육은 척추를 바로 세워주고, 하체 근육양은 허리, 무릎, 골반 통증과도 연관이 있다고 한다. 또 나잇살이라고 불리는 여자의 똥배는 성인병의 원인이라고도 한다. 배에 근육을 키워 처진 내장을 끌어올리기 위해 나 역시 시간이 나는 대로 플랭크로 단련 중이다. 딸이 하는 말에 의하면 어느새 내 배에도 11자 근육이 생겼단다.

처음에는 유산소 운동도 겸했으나 살이 너무 빠져서 '안돼 보인다'

는 말을 많이 들었다. 건강이 목적이지 살을 빼는 게 목적이 아니라서 유산소 운동은 안 하기로 했다. 지금도 나는 이 책을 번역하기 전보다 4킬로그램이 빠진 정상체중을 유지하고 있다. 유산소 운동 대신에 걷기를 많이 하고, 일부러 화장실도 한 층 아래로 내려가 사용하는 등의 생활 속 니트 운동을 꾸준히 하고 있다.

저자가 누누이 얘기하듯 건강한 몸을 유지하려면 식이요법과 운동은 죽는 그날까지 계속돼야 한다. 그것을 지속하기 위해서는 식이요법도 운동도 본인에게 맞게 적당한 조절이 필요하다.

식생활에도 많은 변화가 있는데, 이 책에도 언급되는 와다식 9첩 반상은 요리에 자신 없는 나로서는 절대 계속할 수 없는 방식이기에, 와다식, 세계 최고 미녀가 되는 다이어트, 아사쿠라식, 이 세 가지를 응용해 나만의 식단을 만들었다.

우선 배 터지겠어, 배불러 죽을 것 같아, 를 외치며 고통스러울 정도로 폭식을 하던 식습관을 고쳤다. 밀가루, 백미, 설탕이 들어간 음식 등은 되도록 절제하고, 맵고 짠 음식, 가공식품, 인스턴트 식품은 아예 먹지 않고 있다.

수십 가지 챙겨먹던 건강보조식품도 비타민C와 캡슐 유산균만 남기고 모두 버렸다.

아침에 눈을 뜨면 양치 후 캡슐 유산균 한 알로 하루를 시작한다. 그리고 어젯밤에 준비해둔 해독주스를 마신다(때론 비율이 안 맞아 죽처럼 되면 숟가락으로 떠먹기도 하지만).

해독에다가 영양까지 생각해 다양한 색깔에 다양한 종류의 야채와 과일을 사용하는데, '빨주녹초흑백보'의 기본 컬러를 지키는 것이 핵심이다. 흑색은 주로 삶은 검은 콩을 사용하고, 보라색으로는 냉동 블루베리를 사용하기도 한다(가능한 냉동식품은 사용을 자제하지만 보라색은 여름철 포도 외에는 종류가 별로 없어서).

매번 종류를 바꿔가면서 만드는 재미도 있다. 예를 들면 빨간색으로 토마토를 넣다가 다 먹으면 파프리카를 넣고, 여름엔 수박을 넣기도 한다. 좀 비싸도 가능하면 낱개로 구입하는데, 야채나 과일은 3일 치를 미리 씻거나 데쳐서 냉장 보관한다. 맛을 위해 바나나, 사과, 레몬은 기본 재료로 사용하고 있고, 시금치는 씻어서 그대로 사용한다. 데치는 종류는 당근, 버섯류, 양배추, 브로콜리, 단호박 등이다. 저녁에 미리 믹서기에 준비해 두면 아침에는 갈기만 하면 되니까 시간도 절약할 수 있다. 준비해 둔 재료에 올리브유를 넣어 갈고, 삶은 계란 1개를 곁들이면 나의 아침식사가 된다.

10시에 학원에 도착하면 배달시킨 250밀리리터 우유를 마신다. 점심은 2시쯤 먹는데 고기나 생선이 반드시 나오고, 짜지 않은 식당을 최근에 찾아냈다. 5가지 이상의 반찬이 나오는 이 집 백반을 주로 먹는 편이다. 밥은 현미밥이며 한 공기의 반만 먹는다. 반찬이 짜지 않아 반찬을 많이 먹는다. 그 전에는 상상도 할 수 없는 일이었지만, 건강을 위해 남기는 것도 이 책에서 배웠다. 그리고 저녁 6시쯤 여러 종류의 견과류로 간식 겸 저녁을 먹는다. 이 정도가 나의 하룻동안 먹는 양이다.

2리터 목표로 했지만 무리라서 하루 1리터 천천히 물 마시기도 생활화하고 있다. 쉬어가기 위해 한 달에 한두 번, 진짜 좋아하는 피자나 치킨을 먹어주는 센스도 발휘한다. 계속하기 위해서는 먹는 것도 운동도 역시 무리하지 말아야 한다.

나는 80퍼센트만 배가 차도록 먹는 것을 원칙으로 하고 있는데, 이 식사량을 지키지 않으면 지금도 소화불량이 온다. 스트레스를 받거나 수면이 부족하면 어깨도 결리고, 담도 온다. 소화 기능이 좋지 않은 관계로 지금도 밀가루나 인스턴트, 짜고 단 음식을 먹으면 한포진이 올라오고 가렵다.

그런데 이걸 예전에는 알면서도 먹었다. 입의 즐거움을 뿌리치지 못하고, 고통을 택한 것이다. 예전엔 아마도 아프지 않을 때의 이 편안함을 몰라서 그랬던 것 같다. 아프지 않을 때의 평화를 알다 보니

옮긴이의 글

까 아플 때의 고통보다 차라리 먹고 싶은 욕구를 참아내는 것이 더 쉽고 편해졌다.

지금은 암 같은 큰 병이 아니라 고지혈증 정도에서 건강의 중요성을 깨닫고 건강 식단과 운동을 실천하게 된 게 얼마나 다행인지 가슴을 쓸어내리곤 한다. 이 책의 저자에게도 무한 감사한 마음이다.

식사 조절과 운동이 중요하다는 사실은 누구나 다 알고 있다. 문제는 실천이 어렵다는 것이다. 왜냐하면 표면적으로는 중요한 걸 알고 있지만, 왜 그것들을 해야 하는지 절실히 깨닫지 못하기 때문이다.

기계도 무리하거나 마구 쓰면 고장이 나듯이 우리 몸도 마찬가지다. 기계는 다시 살 수 있지만, 우리 몸은 태어나서 죽는 그 순간까지 사용 기회는 딱 한 번뿐이다. 이 책을 읽는 독자 여러분도 병원을 다녀도 딱히 해결이 안 되는 질병을 하나쯤 달고 있을지 모르겠다. 돈으로도 해결할 수 없는 병이 세상에는 많다.

나는 오늘도 생각이 날 때마다 아무데서나 할 수 있는 괄약근 운동(항문 조이기), 복식호흡, 가슴을 펴고 하늘 보기, 되도록 걷기 등을 생활화하라고 지인들에게 설파하고 있다.

나잇살은 빠진다

2015년 11월 2일 초판 1쇄 찍음
2015년 11월 9일 초판 1쇄 펴냄

지은이 | 아사쿠라 쇼코
옮긴이 | 이예숙
펴낸곳 | 솔트앤씨드
펴낸이 | 최소영

등록일 | 2014년 4월 7일 등록번호 제2014-000115호
주소 | 121-270 서울시 마포구 구룡길 19 상암한화오벨리스크 B동 314호
전화 | 070-8119-1192
팩스 | 02-374-1191
이메일 | saltnseed@naver.com
커뮤니티 | http://cafe.naver.com/saltnseed

ISBN | 979-11-953729-4-2 (03510)

이 도서의 국립중앙도서관 출판예정도서목록(CIP)은 서지정보유통지원시스템 홈페이지(http://seoji.nl.go.kr)와
국가자료공동목록시스템(http://www.nl.go.kr/kolisnet)에서 이용하실 수 있습니다.(CIP제어번호: CIP2015025830)

솔트앤씨드

솔트는 정제된 정보를, 씨드는 곧 다가올 미래를 상징합니다.
솔트앤씨드는 독자와 함께 항상 깨어서 세상을 바라보겠습니다.

직장인이여!
일에 미치지 말고 생각에 미쳐라~

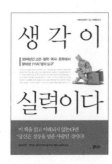

빈부격차보다 무서운 건 생각의 격차!

30여년간 고전 · 철학 · 문학 · 역사에서 찾아낸 7가지 생각 도구

야베 마사아키 지음 | 이예숙 옮김 | 264쪽 | 값 12,000원

"친절한 말투인데 가슴을 콕콕 찌릅니다."
_ 고옥선(회계사)

"생각하면서 읽게 됩니다. 책장을 빨리 넘길 수가 없어요."
_ 이윤희(컨텐츠회사 근무)

"30년 내공이라 그런지 확실히 깊이가 있네요."
_ 박시후(무역회사 근무)

실속 있는 부자가 되려면
배우자의 금전 성향을 알아야 한다!

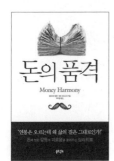

"부부 싸움의 99%는 돈 문제다!"

돈에 얽힌 갈등과 괴로움을 풀어주는 심리치료

올리비아 멜란 · 셰리 크리스티 지음 | 박수철 옮김 | 332쪽 | 값 15,000원

"감탄이 절로 나온다. 이 책은 당신의 가정에 평화를 가져다줄 것이다.
모든 커플들이 여기서 소개하는 기법을 배워야 한다."
_ 존 그레이, 『화성에서 온 남자 금성에서 온 여자』의 저자

"남녀 사이에, 특히 가정경제를 공유하는 부부간에 금전적 논의를 풀어가고
서로 이해를 더하는 실용적인 방법을 알려주는 책."
_ 중앙일보

"연봉 5천만원 받던 사람이 1억 연봉을 받으면 돈 문제가 해결될까? 수익 정
도와 상관없이 금전 문제로 어려움을 겪는 사람들에게, 돈을 대하는 자신의
정서적 태도를 파악하도록 돕는 심리 처방전."
_ 연합뉴스